U0797871

高科技时代如何用眼护眼

主　编　张进军　同西龙
副主编　黄引良　张　潇
编　者　沙启伟　李　敏
　　　　陈军峰　翟阿萍

陕西出版传媒集团
陕西科学技术出版社

图书在版编目（CIP）数据

高科技时代如何用眼护眼/张进军，同西龙主编.
—西安：陕西科学技术出版社，2014.10
ISBN 978-7-5369-6270-5

Ⅰ.①高… Ⅱ.①张…②同… Ⅲ.①眼-保健-基本知识 Ⅳ.①R77

中国版本图书馆CIP数据核字（2014）第227881号

高科技时代如何用眼护眼

出版者	陕西出版传媒集团	陕西科学技术出版社
	西安北大街131号	邮编710003
	电话(029)87211894	传真(029)87218236
	http://www.snstp.com	
发行者	陕西出版传媒集团 陕西科学技术出版社	
	电话(029)87212206 87260001	
印　刷	陕西广达印务有限责任公司	
规　格	889mm×1168mm 32开本	
印　张	4.25	
字　数	150千字	
版　次	2014年10月第1版	
	2014年10月第1次印刷	
书　号	ISBN 978-7-5369-6270-5	
定　价	36.00元	

版权所有　翻印必究

序

当看到张迮军主任医师主编的《高科技时代如何用眼护理》一书的清样稿时，敬仰之情油然而生！

那是2008年我收集整理学会史料时，在陕西省眼科学分会第六届委员会名单中我注意到他的名字，他是当时渭南地区眼科界的学术带头人之一。后来几次在会议上见到他，逐渐了解到他朴实的作风、谦逊的为人和孜孜不倦的敬业精神，给我留下深刻印象。半年前在渭南参加学术活动时，张主任曾跟我提起写书的想法，打算把自己在临床实践中理解的用眼护眼经验总结出来，让更多的人受益。欣喜的是，在这么短的时间内，书稿即将付梓。

现代社会人们的生活和工作都离不开屏幕阅读和观赏，长期不合理地接触手机、电脑和电视等，势必导致眼睛疲劳，影响工作效率和生活质量。为使人们看得清楚、看得舒适和持久，宣传合理用眼和护眼知识十分必要。

本书既适合专业人士学术交流，也是广大非眼科学专业读者用眼护理的参考书。首先介绍了眼的解剖结构和眼视光学基本理论，作为铺垫；随后阐述了老花眼和视疲劳的成因，并介绍其防治办法；在此基础上，结合多年的临床实践经验，重点介绍了眼保健操和眼肌锻炼的方法和亲身体会，以此不同于其他专业书籍和科普读物，形成了本书的特色和亮点。

张主任于20世纪70年代毕业于原西安医学院医疗系，先后在北京协和医院和广州中山医院等知名院校进修深造，长年工作在我省基层医院眼科一线。在完成大量医疗工作之余，还能将自己的临床实践经验和体会进行总结，与大家分享，实属难能可贵，令人为之动容。

尽管书中难免有疏漏或值得商榷之处，但相信张主任交流时所说的一句话，“本书是用心用情写成的”。愿本书的出版能为保护读者的眼健康起到积极的推动作用。

陕西省医学会眼科学会　主任委员
第四军医大学西京医院眼科、全军眼科研究所　主任、教授
王雨生
2014年10月

前 言

随着社会的发展及电子信息时代的到来，仅依靠读书、看报获取信息的那种原始、单调、传统的方式已被日益广泛应用的电视、电脑、手机等视频媒体所取代，这是科技进步的必然产物和物质文明提高显著标志。这些先进成果在给人们生活带来便利的同时，也使得被专家们称为无处不在的、对视觉危害最大的光污染现象日渐突显。在日常生活、工作、学习中，人们用眼越来越多起来。地不分南北，人无论老幼，不管职业，难分场合，人手一机，看信息、玩游戏、打电脑；面对缤彩纷呈，眼花缭乱的荧屏一看就是数小时，甚至通宵达旦，目不转睛，视觉使用已远超负荷。在高科技信息时代，人们利用多媒体手段工作、学习，获取信息；茶余饭后，紧张劳累之余，人们关心新闻，休闲娱乐，放松身心，这也是生活内容一部分，本也无可厚非。但问题是眼睛的负担加大了，症状出来了，视疲劳多了，老花眼提前了，加重了，到医院就诊的多了。这便是我们要说的主题。

在每一版《眼科学》教课书中，在首页前言都开宗明义地讲到：人通过感觉器官获得外界信息中，大约有90%是由眼来完成的。这说明眼睛对于生活、学习、工作的重要性。

现代社会工作、学习、生活要求人们具有良好的视功能。如何在新形势、新环境下用眼护眼，为眼的健康保驾护航，便成了眼科医务工作者责无旁贷、义不容辞的职责。作为一个在临床工作多年的医师，完全有责任、有义务，同时也有能力将我们的所学运用到眼的保健中去，帮助人们解决如何预防和减轻视疲劳的发生发展及如何推迟、延缓老花眼的形成等的问题，便成为当务之急。

由于大量阅读和近距离工作，引起的各种类型的近视(包括青少年近视)，正以几倍数增加。全社会及眼科学者已投入大量人力物力来研究，出版了各种类型预防近视的著作及论文。对于视疲劳及老花眼防治这方面专著则较少，而这一病症恰恰又是现代社会人群中最普遍而多发的症候群，已跃居全球第一职业病。随着我国人口的老龄化，与年龄相关的眼病（如年龄相关性白内障、黄斑变性，包括老花眼）也如井喷式大量的增加。

古人云：上医治未病。

国外一个医师有一生动的比喻：医师与其在下游打捞落水者，不如到上游筑牢堤坝，让河水不再泛滥。

在医学这一行列中，医师的职责不仅是医疗、教研，而更重要的是预防、保健。

这都是在讲未病先治、预防为主的重要性。

面对居高不下难以遏制的世界范转内的第一光污染现象及已跃居人类第一职业病的电脑性视疲劳的“汹涌

洪流”，无论是从学术方面来讲，还是从卫生方针、制度保障方面来讲，都应从源头抓起。

本书基于眼科的基础理论，主要介绍了与视觉密切相关的眼部“调节”“集合”方面基础理论、生理知识及其在视觉中的所起的作用；视疲劳、老花眼发生机理；怎么用眼护眼？并将眼保健操、三维视觉训练、转眼珠等运动项目揉和在一起，加以分析、总结，取其精华，规范动作，再结合有关眼肌方面的基础知识，推出眼肌运动操，全面、系统、完整地介绍其动作要领，通过眼肌功能的锻炼来达到视觉的健康和强健，像每天锻炼全身肢体预防疾病一样，来达到眼的保健。从而在源头上延迟老花眼形成并遏制、减少视疲劳、近视、白内障、青光眼的发生。

在编写过程中，承蒙第四军医大学西京医院全军眼科中心主任王雨生教授的指导，承蒙渭南市中心医院院长、内科主任医师张进社，党委书记鲁海燕，我表弟常文选的关照、支持和帮助，承蒙丁巧玲、周倩、王戎等人慷慨、无私地提供照片和资料，本人在此一并表示深切的谢意。

书中难免有缺点、错误及不妥、不到之处，希望老师及同道们不吝赐教，不胜感激。

张进军　同西龙

2014 年 10 月

目　录

上篇　基础眼科理论

下篇　实际应用

上篇

眼科基础理论

人通过感觉器官获得外界信息中，大约90%是由眼来完成的。眼的重要性不言而喻，围绕着用眼、爱眼、养眼、护眼等一连串问题，我们只有从眼的基础知识开始学习。

第一节 眼的相关组织解剖

眼是视觉的外周器官，是以光波为适宜刺激的特殊感官。视觉器官包括眼球、眼眶及眼的附属器、视路以及眼部的相关血管和神经结构等。在这一节中，重点讨论眼球、眼外肌、睫状肌以及晶状体的相关解剖。

一、眼球的结构

眼球近似球形，其前面是透明的角膜，其余大部分为乳白色的巩膜，后面有视神经与颅内视路连接。正常眼球前后径为24mm，水平径23.5mm，垂直径较水平径略短越23mm。

眼球位于眼眶前部，借眶筋膜、韧带与眶壁联系，周围有眶脂肪垫衬，其前面有眼睑保护，后部受眶骨壁保护。

眼球向前方平视时，一般突出于外侧眶缘12～14mm，受人种、颅骨发育、眼屈光状态等因素影响，但两眼球突出度相差通常不超过2mm。

眼球由眼球壁和眼球内容物所组成。

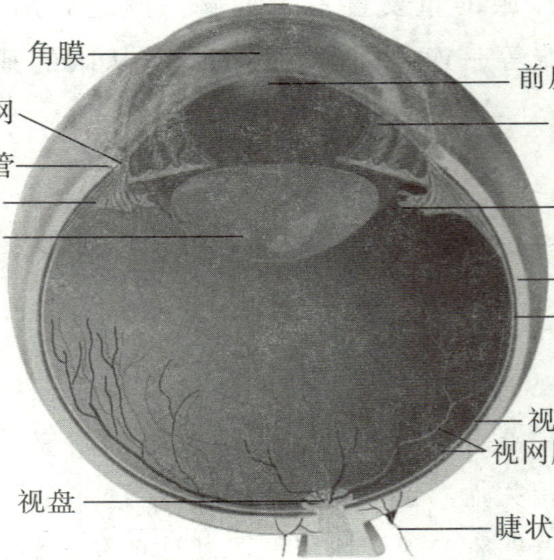

眼球剖面图

（一）眼球壁

眼球壁（除前部角膜外）可分为3层，外层为纤维膜，中层为葡萄膜，内层为视网膜。

1. 外层　主要是胶原纤维组织，由前部透明的角膜和后部乳白色的巩膜共同构成眼球完整封闭的外壁，起到保护眼内组织，维持眼球形态的作用。

（1）角膜　位于眼球前部中央，呈向前凸的透明组织结构，横径约为11.5～12mm，垂直径约为10.5～11mm。角膜曲率半径的前表面约为7.8mm，后表面约为

6.8mm。角膜厚度中央部约为0.5～0.55mm，周边部约为1mm。

组织学上从前向后分为：上皮细胞层；前弹力层；基质层；后弹力层；内皮细胞层。所有5层中只有上皮细胞层及后弹力层有增生功能

（2）巩膜　质地坚韧，呈乳白色，主要由致密而相互交错的胶原纤维组成。前接角膜，在后部与视神经交接处巩膜分内外2层，外2/3移行于视神经鞘膜，内1/3呈网眼状，称巩膜筛板，视神经纤维束由此处穿出眼球。巩膜厚度各处不同，眼外肌附着处最薄（0.3mm），视神经周围最厚（1.0mm）。

组织学上巩膜分为：表层巩膜、巩膜实质层和棕黑板层。表层巩膜有致密的血管结缔组织，角膜缘后的区域有巩膜内血管丛（房水静脉）。此外贯通巩膜全层的巩膜导血管内有动脉、静脉和神经通过。其余巩膜几乎无血管。

巩膜表面被眼球筋膜包裹，前面又被球结膜覆盖，于角膜缘处角膜、巩膜和结膜、筋膜在此相互融合附着。

（3）角膜缘　是角膜和巩膜的移行区，由于透明的角膜嵌入不透明的巩膜内，并逐渐过渡到巩膜，所以在眼球表面和组织学上没有一条明确的分界线。角膜缘解剖结构上是前房角及房水引流系统的所在部位，临床上又是许多内眼手术切口的标志部位，组织学上还是角膜干细胞所在之处，因此十分重要。一般认为角膜缘前界

位于连接角膜前弹力层止端与后弹力层止端的平面，后界定于经过房角内的巩膜突或虹膜根部并垂直于眼表的平面，各象限不同，宽约1.5~2.5mm。在外观上角膜缘部可见各约1mm宽的前部半透明区（即从前弹力层止端到后弹力层止端）以及后部的白色巩膜区（即后弹力层止端到巩膜突或虹膜根部，包含有小梁网及管等组织结构）。

2. *中层* 为葡萄膜，又称血管膜、色素膜，富含黑色素和血管。此层由相互衔接的3部分组成，由前到后为虹膜、睫状体和脉络膜。在巩膜突、巩膜导水管出口和视神经3个部位与巩膜牢固附着，其余处均为潜在腔隙，称睫状体脉络膜上腔。

（1）虹膜 为一圆盘状膜，自睫状体伸展到晶状体前面，将眼球前部腔隙隔成前房与后房。虹膜悬在房水中，表面有辐射状凹凸不平的皱褶称虹膜纹理和隐窝。虹膜的中央有1个2.5~4mm的圆孔称为瞳孔。距瞳孔缘约1.5mm的虹膜上有一环形齿轮状隆起称为虹膜卷缩轮，此轮将虹膜分成瞳孔区和睫状区。虹膜周边与睫状体连接处为虹膜根部，此部很薄，当眼球受挫伤时，易从睫状体上离断。由于虹膜位于晶状体的前面，当晶状体脱位或手术摘除后，虹膜失去依托，在眼球转动时可发生虹膜震颤。

虹膜由前面的基质层和后面的色素上皮层构成。基质层是由疏松的结缔组织和虹膜色素细胞所组成的框架网，神经、血管走行其间。瞳孔括约肌（平滑肌）呈环形分布于瞳孔缘部的虹膜基质内，受副交感神经支配，司缩瞳作用。色素上皮层分前后2层，两层细胞内均含致密黑色素，故虹膜后面颜色深黑，在前层的扁平细胞前面分化出肌纤维，形成瞳孔开大肌（平滑肌），受交感神经支配，司散瞳作用。

（2）睫状体　为位于虹膜根部与脉络膜之间的宽约6～7mm的环状组织，其矢状面略呈三角形，巩膜突是睫状体基底部附着处。睫状体前1/3较肥厚称为睫状冠，宽约2mm，富含血管，内表面有70～80个纵行放射状嵴样皱褶称为睫状突，后2/3薄而平坦称睫状体扁平部。扁平部与脉络膜连接处呈锯齿状称锯齿缘，为睫状体后界。

睫状体主要由睫状肌和睫状上皮细胞组成。

睫状肌由外侧前后排列的纵行（子午纤维）、中间的放射状和内侧的环形三组肌纤维构成。均起于睫状肌的肌腱部。

所谓睫状肌的肌腱部，即巩膜突及其周围的结缔组织。

纵形纤维（子午纤维）：位于最外侧，起始于巩膜突，沿子午线方向向后延伸，肌纤维相当致密，肌束相互交叉形成“V”字，“V”开口向前，肌纤维的终末呈三支或三支以上的放射状分支，即所谓“肌星”，终止于脉络膜上腔的前部。

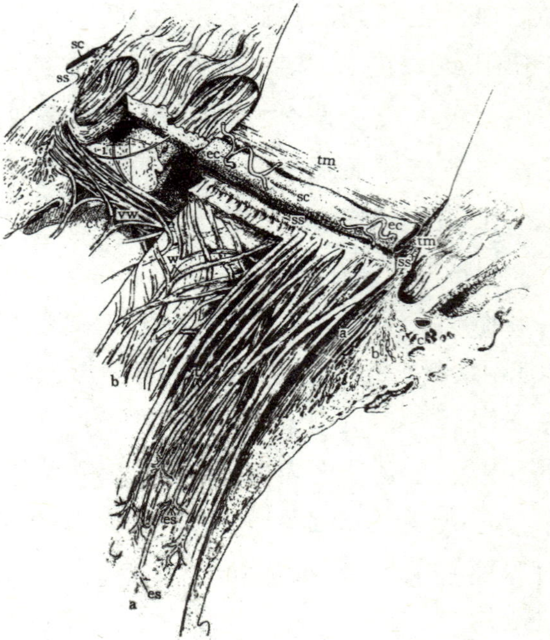

睫状肌剖面图　（该模式图将角膜及巩膜已剥离）

（tm）为小梁网（sc）为 Schlemm 管（ec）为 2 个外集液管（ss）为巩膜突。

睫状肌起始于睫状肌腱。

a 睫状肌的纵型纤维（子午纤维）形成长的“V”字形结构（t）肌纤维末端呈放射状分支的肌星（es）终止于脉络膜上腔。

b 睫状肌的放射状纤维，形成夹角更宽的“V”字形束肌纤维终止于睫状突。

c 环形纤维，肌束结成的“V”字形夹角更宽（vw）。在虹膜根部的后面，环形纤维的一部分（i）与瞳孔开大肌相连。

放射状纤维（斜行纤维）：位于子午线内侧，起始于巩膜突，肌纤维不沿子午线纵形排列，而是朝着睫状突方向，向内倾斜，呈放射状，肌纤维相互交叉形成“V”字形，“V”开口向前，尖端向后，肌纤维的末端肌腱，附着于前部及后部睫状突的结缔组织。放射与子午纤维之间有丰富的胶原结缔组织所分割。

环形纤维：位于前内部，子午纤维的内侧，起始于巩膜突，肌纤维几乎与赤道部平行，呈环形排列，肌束呈“V”字形，肌纤维末端的肌腱附着于前部睫状突末端的结缔组织。在虹膜根部后面环形纤维的一部分纤维与瞳孔开大肌相连。

功能：睫状肌受睫状短神经的副交感纤维支配，收缩时使晶状体悬韧带松弛，晶状体借其本身的弹性导致凸度增加。从而屈光力加强，起调节作用。睫状突具有产生房水、维持眼压的特殊功能。

（3）脉络膜　为葡萄膜的后部，前起锯齿缘，后止于视乳头周围，介于视网膜与巩膜之间，有丰富的血管和黑色素细胞，组成小叶状结构。

脉络膜平均厚约 0.25mm，由 3 层血管组成：外侧的大血管层，中间的中血管层，内侧的毛细血管层，借玻璃膜与视网膜色素上皮相连。

睫状后长动脉、睫状后短动脉、睫状神经均经脉络膜上腔通过。血管神经穿过巩膜导水管处，脉络膜与巩膜黏着紧密。

3. 内层　为视网膜，是一层透明的膜，位于脉络膜的内侧。

（1）视网膜　后极部有一无血管凹陷区，解剖上称中心凹，临床上称为黄斑，乃由该区含有丰富的黄色素而得名。其中央有一小凹，解剖上称为中心小凹，临床上称为黄斑中心凹，是视网膜上视觉最敏锐的部位。黄斑区色素上皮细胞含有较多色素，因此在检眼镜下颜色较暗，中心凹处可见反光点称为中心凹反射。

（2）视盘　又称视乳头，是距黄斑鼻侧约3mm，大小约为1.5mm×1.75mm，境界清楚的橙红色略呈竖椭圆形的盘状结构，是视网膜上视觉神经纤维汇集组成视神经向视觉中枢传递穿出眼球的部位，视盘中央有一小凹陷区称视杯或杯凹。视盘上有视网膜中央动脉和静脉通过，并分支走行在视网膜上。

RPE为排列整齐的单层六角形细胞，黄斑部较厚，周边部变薄。RPE呈极性排列，基底部与脉络膜的Bruch膜紧密连接，细胞顶部有较多微绒毛，将光感受器的外节包埋于黏多糖间质中。

视网膜神经感觉层由外向内分别是：①视锥、视杆层，由光感受器细胞的内、外节组成；②外界膜，为一薄网状膜，由邻近的光感受器和细胞的接合处形成；③外核层，由光感受器细胞核组成；④外丛状层，为疏松的网状结构，是视锥、视杆细胞的终球与双极细胞树突及水平细胞突起相联接的突触部位；⑤内核层，主要由双极细胞、水平细胞、无长突细胞及细胞的细胞核组成；⑥内丛状层，主要是双极细胞、无长突细胞与神经节细胞相互接触形成突触的部位；⑦神经节细胞层，由神经节细胞核组成；⑧神经纤维层，由神经节细胞轴突即神经纤维构成；⑨内界膜，为介于视网膜和玻璃体间的一层薄膜。

视网膜光感受器的神经冲动经双极细胞传至神经节细胞，再由神经节细胞发出的神经纤维（轴突）向视盘汇聚。黄斑区纤维以水平缝为界，呈上下弧形排列到达视盘颞侧，此纤维束称视盘黄斑纤维束（简称盘斑束）。颞侧周边部纤维亦分成上下部分，分别在盘斑束之上下进入视盘。视网膜鼻侧上下部的纤维直接向视盘汇集。

（二）眼球内容物

包括房水、晶状体和玻璃体 3 种透明物质，是光线进入眼内到达视网膜的通路，它们与角膜一并称为眼的屈光介质。

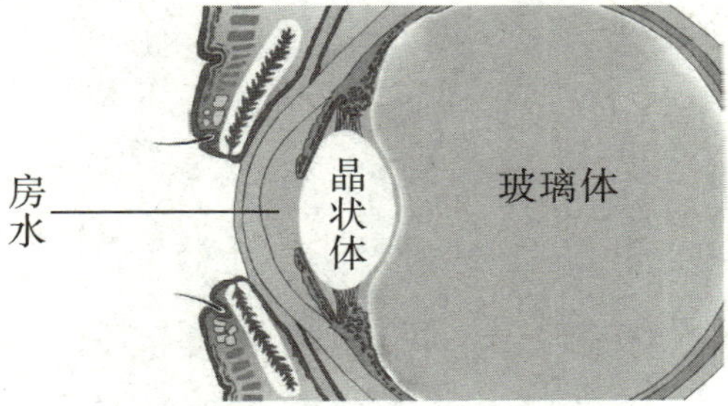

眼球内容物

1. 房水　为眼内透明液体，充满前房与后房。前房指角膜后面与虹膜和瞳孔区晶状体前面之间的眼球内腔，容积约 0.2ml。前房中央部深约 2.5～3mm，周边部渐浅。后房为虹膜后面、睫状体内侧、晶状体悬韧带前面和晶状体前侧面的环形间隙，容积约 0.06ml。房水总量约占眼内容积的 4%，处于动态循环中。

2. 晶状体　形如双凸透镜，位于瞳孔和虹膜后面、玻璃体前面，由晶状体悬韧带与睫状体的冠部联系固定。晶状体前面的曲率半径约 10mm，后面约 6mm，前后两面交界处称晶状体赤道部，两面的顶点分别称晶状体前极和后极。晶状体直径约 9mm，厚度随年龄的增长而缓慢增加，中央厚度一般约为 4mm。其屈光力相当于 13D 的球镜。

晶状体由晶状体囊和晶状体纤维组成。

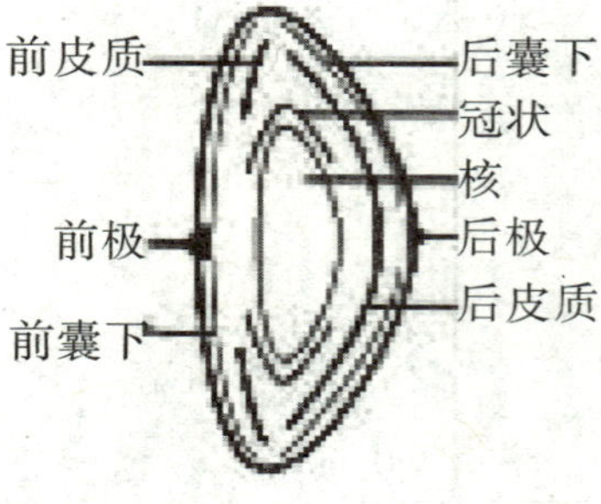

晶状体

(1) 晶状体囊　为一层具有弹性的、透明的、包裹晶状体物质的薄膜，前囊比后囊厚约 1 倍，后极部最薄约为 4mm，赤道部最厚达 23mm。晶状体囊的厚度不均和弹性的特点，有利于调节时晶状体形状的改变以增加眼的调节力。前囊和赤道部囊下有一层立方上皮，后囊下缺如。

（2）晶状体纤维　晶状体无血管，无神经。外面有具有弹性的囊膜，中间有蛋白样透明的纤维，同心性，层层排列，晶状体纤维终生都会不断生长，新的纤维从赤道部发生，向前后表面伸展，位于最外层，较老的纤维被包裹于内，越靠中央越老，也较硬，为晶状体核。有人做过实验：测过晶状体的重量每年增加 1.5mg，而体积每年增加 1.5mm^3，由于晶状体纤维不断增加，体积增加较少，故随着年龄增加，晶状体逐渐变硬，颜色也变深，至老年时晶状体呈深黄色或琥珀色。

晶状体的生化成分：蛋白含量 30%，水含量 60%，还有一定量的脂肪。

当晶状体纤维蛋白发生变性凝固，（胆固醇含量低，紫外线吸收过强以致在钙离子存在下，发生晶状体纤维蛋白变性凝固），弹性减退时，这样不但视力下降，而且还影响到其调节功能。

3. 玻璃体　为透明的胶质体，充满于玻璃体腔内，占眼球内容积的 4/5，约 4.5ml。玻璃体前面有一凹面称玻璃体凹，以容纳晶状体，其他部分与视网膜和睫状体相贴，其间以视盘边缘、黄斑中心凹周围及玻璃体基底部即锯齿缘前 2mm 和后 4mm 区域黏连紧密。玻璃体前表面和晶状体后囊间有圆环形黏连，在青少年时黏连较紧密，老年时变松弛。玻璃体中部有一光学密度较低的中央管，称 Cloquet 管，从晶状体后极至视盘前，为原始玻璃体的遗留，在胚胎时曾通过玻璃体血管。

二、眼外肌的解剖

（一）眼外肌起止、功能

眼外肌是司眼球运动的肌肉。每眼眼外肌有 6 条，即 4 条直肌和 2 条斜肌。4 条直肌分为上直肌、下直肌、内直肌和外直肌，它们均起自眶尖部视神经孔周围的总腱环，向前展开越过眼球赤道部，分别附着于眼球前部的巩膜上。

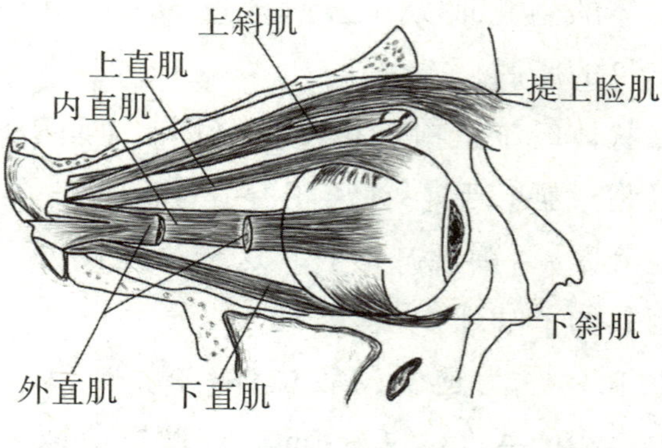

眼外肌

1. 内直肌　在所有眼直肌中力量最强的肌肉，从总腱环起始后前行，止于角膜缘后 5.5mm 处，总长

40.8mm，肌腱长3.7mm。主要功能：内转。麻痹后形成外斜视，产生同侧性复视。

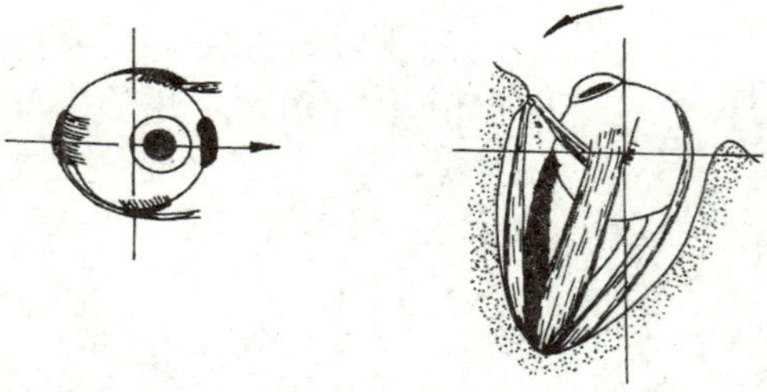

箭头方向为内直肌收缩产生的眼球内转作用，墨黑者为内直肌23°

左：正视图　　　　右：俯视图

单独内直肌的作用（右眼）

2. 外直肌　肌肉长约40.6mm，肌腱长约9mm，起始后向前止于角膜缘后6.9mm，主要功能：外转，损伤后内斜，形成交叉性复视。

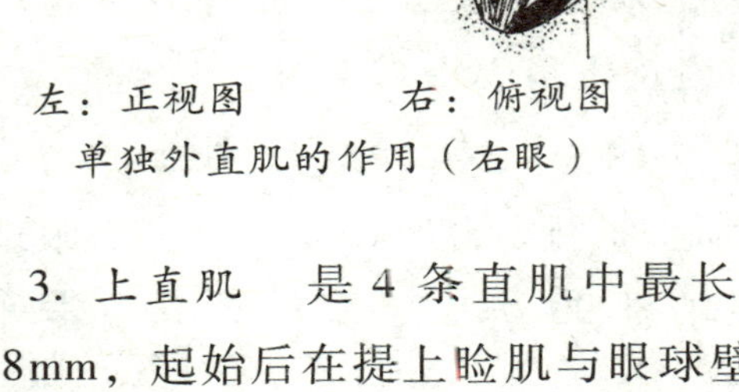

箭头方向为外直肌收缩产生的外转作用，墨黑者为外直肌23°

左：正视图　　　　右：俯视图

单独外直肌的作用（右眼）

3. 上直肌　是4条直肌中最长的肌肉，肌肉长约41.8mm，起始后在提上睑肌与眼球壁之间前行，止于距角膜缘7.7mm的巩膜上，鼻侧稍靠前，与眼轴呈23°角。

眼球原位时主要功能：上转、内转、内旋。

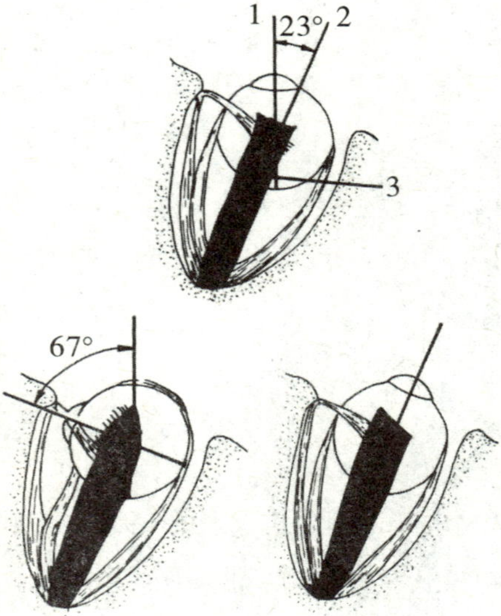

上：原在位，主要作用为上转，次要作用的内旋、内转

1. 视轴　2. 肌肉平面　3. 上直肌

下左：眼球内转67°，主要作用为内旋，次要作用为内转

下右：眼球外转23°，单纯上转作用

单独上直肌的作用（右眼，俯视图）

当眼球外转 23°时眼轴与肌轴平行，此时主要是上转；而当眼球内转 67°时，眼轴与肌轴呈 90°，此时只有内转、内旋功能。

4. 下直肌　长约 40mm，起始后向前外方行走，越过下斜肌上方移行，终止于角膜缘 6. 5mm，与视轴呈 23°角。眼球原位时主要功能：下转，内转，外旋。当眼球外转 23°时，眼轴与肌轴平行，此时仅有下转。当眼球内转 67°时，眼轴与肌轴呈 90°角时，此时只有内转外旋功能。

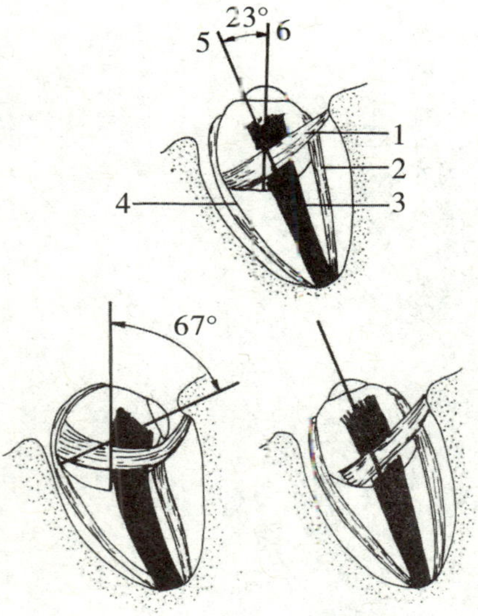

上：原在位，主要作用为下转，次要作用为外旋、内转

1. 下斜肌　2. 内直肌　3. 下直肌　4. 外直肌　5. 肌肉平面　6. 视轴　下左：眼球内转67°，主要作用为内旋，次要作用为内转

下右：眼球外转23°，单纯下转作用

单独下直肌的作用（右眼，仰视图）

5. 上斜肌　全长60mm，肌腱长约30mm，至眶内上缘滑车处，肌肉变圆，穿过滑车后折向眼球后外方前进，并与眼球呈51°角。在上直肌下方越过眼球赤道部，止于偏外侧的巩膜上。主要作用：内旋，下转，外转。当眼球内转51°时与视轴一致，仅下转。眼球外转39°时与视轴呈90°角。主要功能：内旋，外转。

6. 下斜肌　是所有眼外肌最短的肌肉，长约37mm，起于眶下壁内前方，向后外方伸展，越过下直肌下方，止于眼球赤道部后的外侧巩膜。与视轴呈51°角，主要作用：外旋、上转、外转。当眼球内转51°时与视轴一致，仅上转。眼球外转39°时与视轴呈90°角。主要功能：外旋，外转。

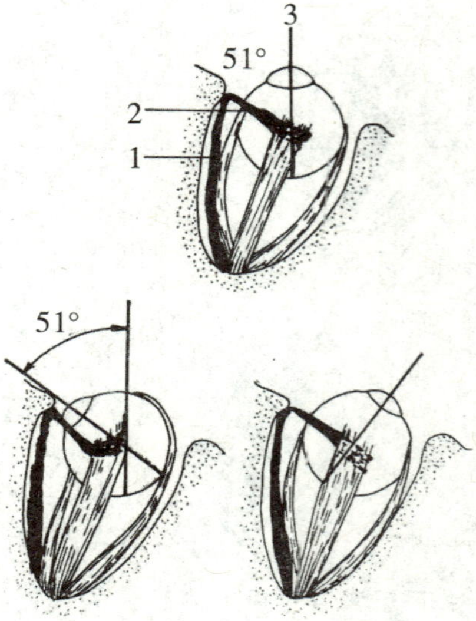

上：原在位，主要作用为内旋，次要作用为下转、外转
1. 上斜肌　2. 肌肉平面　3. 视轴
下左：眼球内转51°，主要作用为下转，次要作用为内旋
下右：眼球外转39°，主要作用为内旋，次要作用为外转

单独上斜肌的作用（右眼，俯视图）

眼外肌为横纹肌。外直肌受第 VI 颅神经、上斜肌受第 IV 颅神经支配，其余眼外肌皆受第Ⅲ颅神经支配。眼外肌的血液供应来自眼动脉分出的上、下肌支，泪腺动脉和眶下动脉。除外直肌由泪腺动脉分出的一支血管供给外，其余直肌均有二条睫状前动脉供血，并与睫状体内的动脉大环交通。

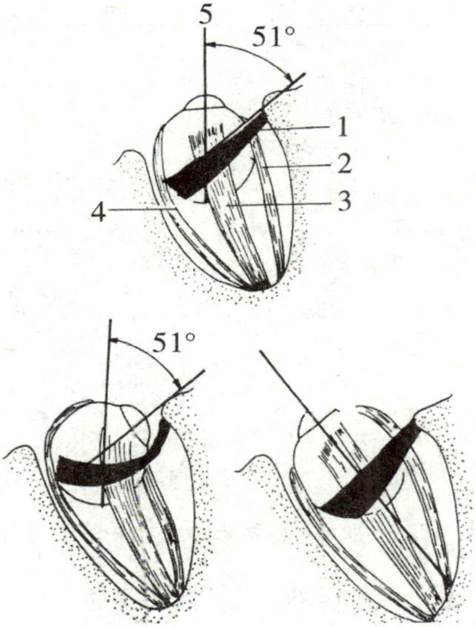

上：原在位，主要作用为外旋，上转、外转

1. 下斜肌　2. 内直肌　3. 下直肌

下左：眼球内转51°，主要作用为上转，次要作用为外旋

下右：眼球外转39°，主要作用为外旋，次要作用为外转

单独下斜肌的作用（右眼，仰视图）

（二）眼外肌与眼球运动

两眼各有 6 条眼外肌，其中 4 条直肌，2 条斜肌。单独眼外肌在第一眼位时的主要作用、次要作用见下列示意图；双眼向各方向注视时的配偶肌。当眼球运动离开第一眼位时，眼外肌因其收缩方向与视轴角度的变化，其主要作用和次要作用也发生相应的改变。

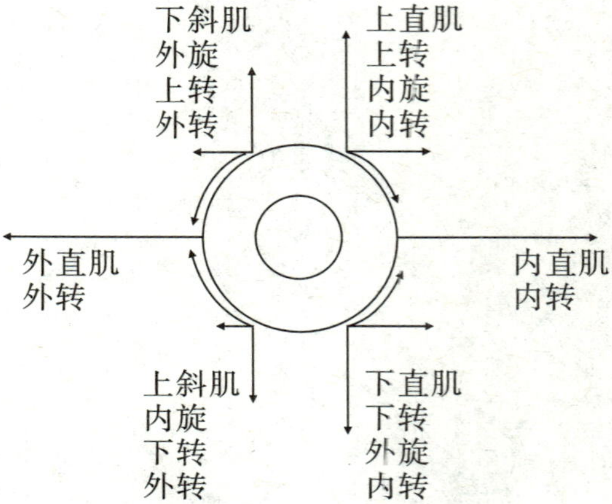

右眼各眼外肌的主要和次要作用示意图

（三）拮抗肌、协同肌、配偶肌

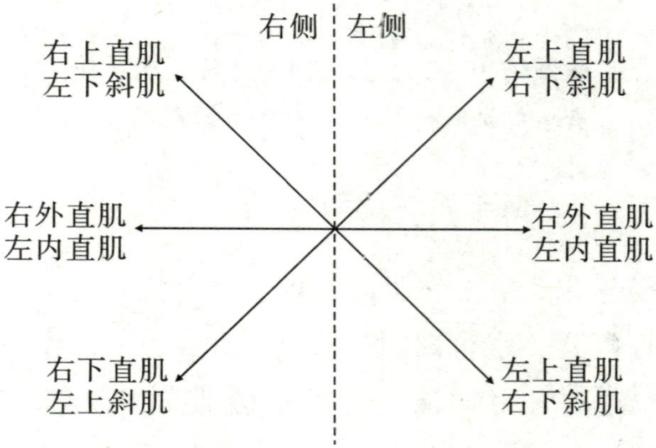

双眼向各方向注视时的配偶肌

1. 拮抗肌　同一眼作用方向相反的眼外肌互为拮抗肌。如：内直肌与外直肌，上直肌与下直肌，上斜肌与下斜肌即互为拮抗肌。

2. 协同肌　同一眼向某一方向注视时具有相同运动方向的肌肉为协同肌。如：上转时上直肌和下斜肌，下转时下直肌和上斜肌为协同肌。

眼外肌可以某个作用是协同肌，而另外一个作用是拮抗肌。例如，上转时上直肌和下斜肌的垂直作用为协同肌，其旋转作用为拮抗肌。

3. 配偶肌　向某一方向注视时，双眼具有相同作用的一对肌肉称为配偶肌。

（四）眼球运动定律

1. 神经交互支配定律　眼外肌在接受神经冲动产生收缩的同时其拮抗肌相应抑制。例如，向右侧注视时，右眼外直肌收缩、右眼内直肌抑制，而左眼内直肌收缩和左眼外直肌抑制。

2. 配偶肌定律　两眼向相同方向注视时，相对应的配偶肌同时接受等量的神经冲动。

第二节 屈光系统的生理功能
（眼球光学）

一、光的折射和眼内物像的形成

眼球是一个精密无比的复合光学系统，眼球中任何屈光界面和介质有问题，都会影响正常的光学成像和视觉感受。

光刺激引起视觉的过程：首先是光线透过眼的屈光系统到视网膜，并且在视网膜上形成物像，然后光刺激兴奋视网膜感光细胞产生冲动，冲动沿视神经传到视觉中枢而形成视觉。

外界光线到达视网膜，要经过4个折射率不同的介质：即角膜、房水、晶状体、玻璃体。同时又要通过曲率不同的4个折射面：角膜的前、后表面，晶状体的前、后表面。

介质的折射率，一般是以空气为标准，比较光线由空气进入该介质时的折射程度求得的。空气=1.0时，角膜折射率为1.37，房水和玻璃体为1.33，晶状体为1.41。由空气与角膜折射率的差较晶状体与周围环境折射率间的差为大，所以，光线入眼时在角膜的折射率必然比在晶状体处的折射要强。

折射面的曲率半径越小，其屈光力越大。反之，曲率半径越大，屈光力越小。

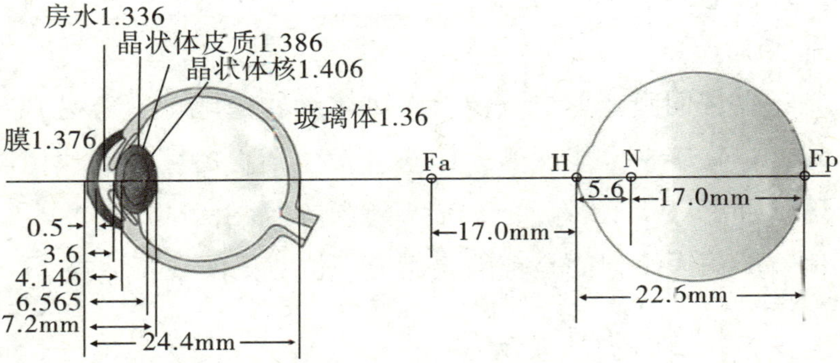

Gullstrand精密模型眼　　Gullstrand简化模型眼

简化眼

眼内各种折射面的曲率半径是：

（1）角膜前表面7.7mm，后表面6.7mm。

（2）晶状体前表面10.0mm，后表面6mm。

当看近物时，晶状体前表面明显变凸，曲率半径由10mm缩小至6～7mm，屈光力也随之增大。

眼内物像形成过程：和物理学上凸透镜成像原理相似，但较之要复杂的多。以简化眼为例（见上图）。

为了便于理解，还可将模型眼进一步简化为单一光学面，这种简化的眼球称为简化眼，即将眼球总屈光力（非调节状态下）定为60D，眼球屈光介质的平均折射率为1.336，前焦距为－16.67mm，后焦距为22.27mm。

如果眼内容物与空气之间是一个简单的界面，眼内容又像水一样均匀，折射率为1.33。当正常眼在看6m以外的远方物体时，即晶状体完全处于静息状态，入眼光线的后焦点恰好落在视网膜上，并形成一个缩小的倒置实像。

在视网膜上形成倒像。在离体动物的眼球上容易观察到，在临床中也能证明，如眼内发生渗血时，血凝块由眼球顶部下沉至底部，但患者却感到暗影由下方移向上方；偏盲的病人出现的是视网膜病变部位对侧的视野缺损。

二、眼的调节反应

正常人看远处物体时清晰可见，是因为远处物体是平行光线，入眼后无需晶状体作任何调节，经折射恰好聚焦于视网膜上，并形成清晰的物像，这便是我们所说的正视眼。

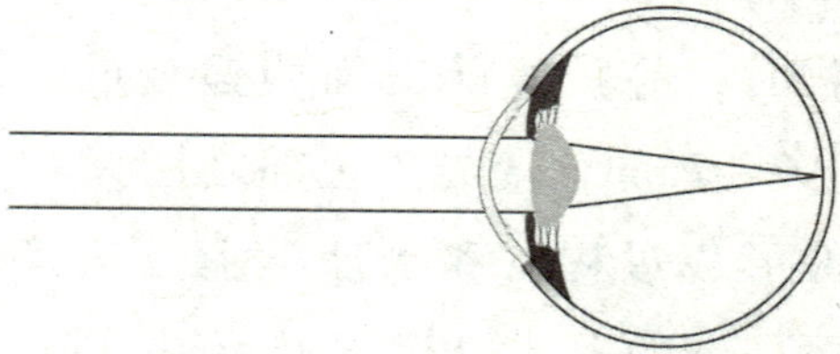

正视眼

当眼看眼前（6m以内）的物体时，如果晶状体仍处于静息状态时（没有调节时），此时射入眼的是分散光，经折射后必将成像聚焦于视网膜之后，而在视网膜上形成的将是模糊不清的物像（远视状态）。

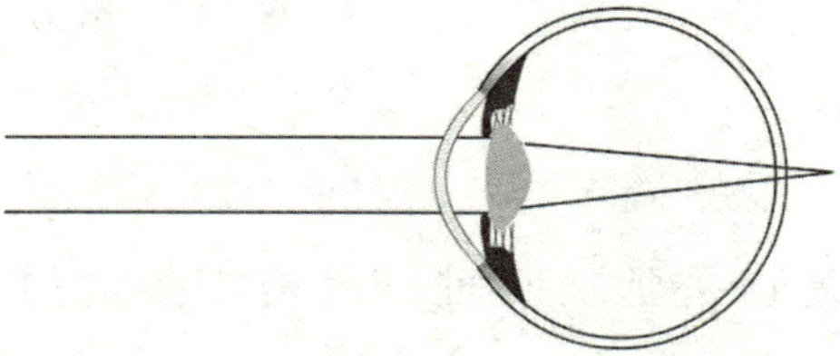

远视眼

然而正常人，能将远近不同的物体看得十分清楚，特别是年轻人看清眼前 10～15cm 的物体，这正是由于眼具有调节功能的缘故。

这种为看清近物而改变屈光力的功能称为调节。

调节产生的机制：当看远处目标时睫状体处于松弛状态，睫状肌使晶状体悬韧带保持一定的张力，晶状体在悬韧带牵引下形状相对扁平，远处的物体清晰地落在视网膜上。（见下图）

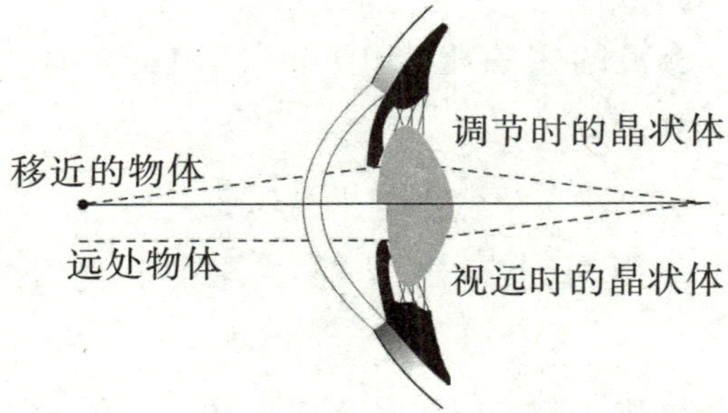

调节作用的机理

而当看近处目标时环形睫状肌收缩，晶状体悬韧带松弛，晶状体凭本身弹性回缩而变凸，屈光力增加而看清晰近处物体。

各种动物眼的调节不尽相同，如：鸟是改变角膜的曲率；软体动物是延长眼轴；鱼类则是通过晶体后退而调节。

人及哺乳动物则是通过晶状体变凸而调节。

通常把眼由完全静息状态到最大限度的调节所增加的屈光能力叫作调节力（或屈光力）。调节力的大小可以用透镜的屈光度（D）来表示，屈光度为焦点距离的倒数。其公式为：

$D = 1/F$

D 为屈光度、F 为焦距。

凸透镜屈光度为正，凹透镜屈光度为负，当凸透镜的主焦距为 1m 时，其倒数仍是 1，即该凸透镜屈光度为 1D（眼镜行业中 1D = 100°）。

例如：透镜的主焦距为 10cm（0.1m）时，F = 0.1m 则 D = 10。

透镜的主焦距为 5m 时，D = 0.2。

依此法，便可计算出眼处于各种状态下增加的屈光度。

人眼的调节力随年龄增加而逐渐减退，年轻时减退缓慢。年过 40 岁，减退最快。50 岁后减退又缓慢下来。

表现：①近点远移。

②对光亮的要求增加。

这是由于：

①晶状体弹性进行性减退。

②睫状肌收缩力逐渐降低。

这便是我们所说的老花眼。

三、眼屈光及成像的缺陷

眼的结构虽然很复杂，很精细，但仍有其不足及缺陷。主要表现为屈光不正、球面像差及色像差。

（一）屈光不正

若眼球的屈光系统异常，或眼球的形态异常，物像都不能恰好位于视网膜上，称此为非正视眼或异常眼。非正视眼包括近视、远视和散光，统称为屈光不正。

1. 近视　多因眼球前后径过长，在无调节状态下，平行光线聚焦于视网膜前的玻璃体内，结果在视网膜形成扩散光环，视物模糊。只有将物体移近，才能在视网膜上成像．看清物体，因而称为近视眼。显然，近视眼的远点明显地比正视眼者为近。但在看近物时，则不须作更多的调节，就能成像与视网膜上，其近点要比正视眼更近。

2. 远视　眼的前后径过短，以致远物射来的平行光线聚焦于视网膜后方，视网膜上的物像不清。只有经过调节，远视眼才能看清远物。既然看远物需要调节，那么即使调节力和正视眼相同，其近点也必然要比正视眼者为远，所以称为远视眼。远视眼不论看远物或看近物，都需要进行调节，因而容易发生调节疲劳。尤其是近距离作业或长时间阅读，可因调节疲劳而发生头疼。佩戴凸透镜眼镜以增加屈光力，使焦点前移到视网膜上可矫正远视。

新生儿眼轴往往过短，多呈远视，随着身体发育，眼轴逐渐延长；至 6 岁左右，则接近于正视眼。

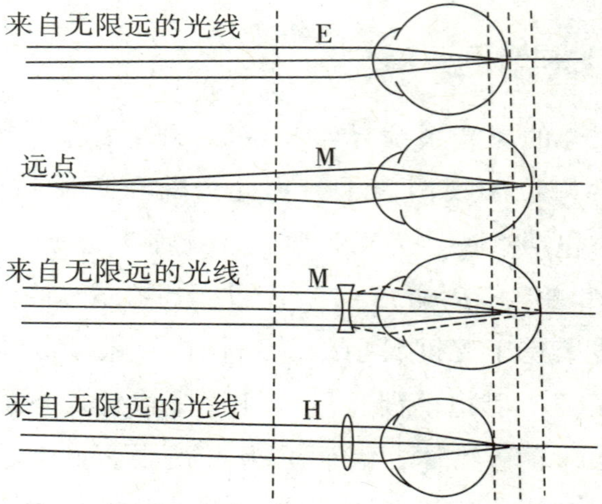

正视眼（E）、近视眼（M）、远视眼（H）模式图

3. 散光　正常眼折光系统的折光面都是由球面构成的，也就是屈光面的每一个经纬线的曲度都是一致的，因而从整个折光面折射来的光线都聚焦于视网膜上。散光眼指折光面各经纬线的曲率不一致，以致出现折光缺陷。它多半是由于角膜的表面不呈正球面所致。水平面

上的曲率半径较大，其焦点位于B，而垂直面的曲率半径较小，其焦点位于G，这样一来，就不可能有一个共同的焦点，因而在视网膜上也就不能形成清晰的像。除角膜外，也有由于晶状体的曲度异常所致的散光，但比较少见。用适当的圆柱形透镜眼镜，以增加屈光力小的那个方位的折光力，使整个屈光面的各方位的折光力都相等，便可矫正规则性散光。

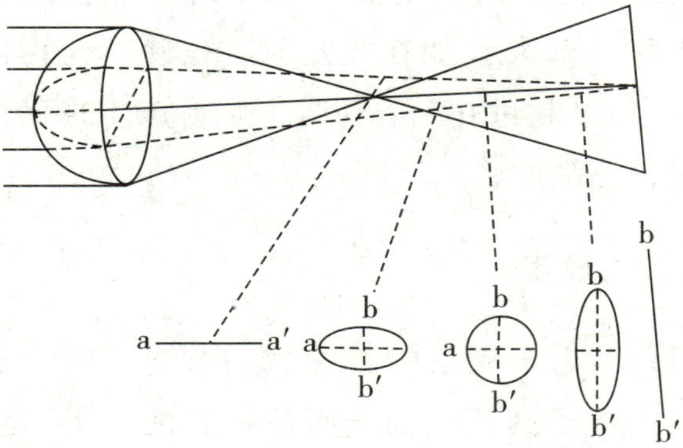

散光透视镜折光图

（二）球面像差

球面像差指光线通过透镜时，透镜边缘部的光线被折射较强，它所形成的物像的焦点比由中央部透过的光线所形成的焦点要更靠近透镜，从而影响物像的清晰度。

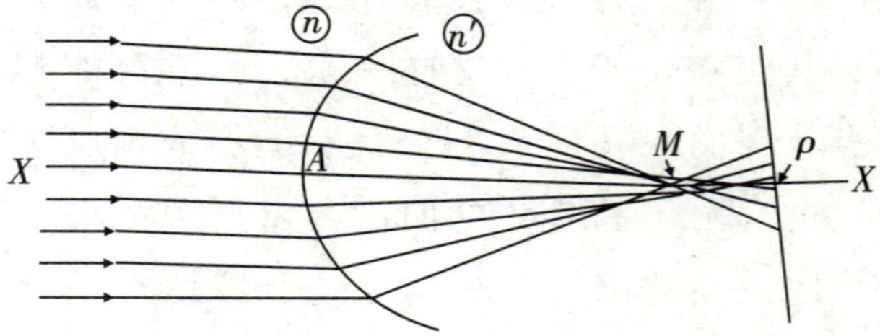

球面像差

当瞳孔中等小时，为 2～5mm 时，不会出现球面像差；而当瞳孔散大（如在光暗时、夜晚、药物性、病理性瞳孔散大），超过 6～8mm 时，则易产生球面像差，就会产生眼花缭乱的感觉。

（三）色像差

色像差是由于光束中波长短的紫光、蓝光被折射较强，并聚焦于视网膜之前，而波长长的红光、黄光则聚焦于视网膜之后。而中间波长的绿光则能准确地聚焦于视网膜上。

虽然有这些缺陷，但是可以通过瞳孔的大小来改变。当瞳孔缩小至 4mm 以下时，球面像差和色像差均可被纠正。

引起瞳孔缩小的条件：

①看近距离物体时。

②强光照射时。

②应用缩瞳药物如毛果云香碱滴眼液。

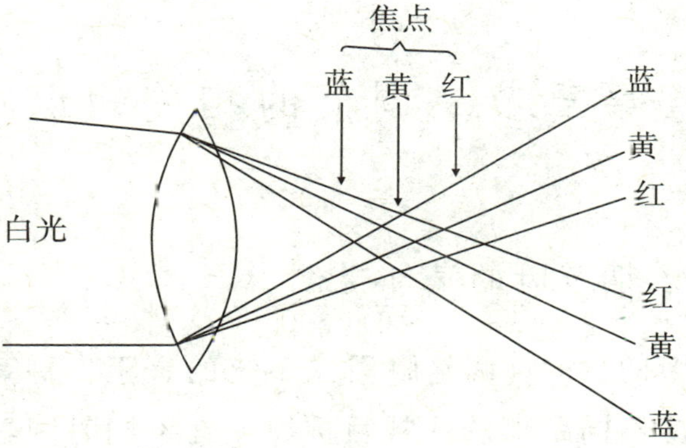

色象差

第三节　调节的相关知识

一、调节时的眼部变化

调节的目的：调整眼屈光系统的焦距，是固定的视网膜适应不同距离的注视目标以便在不同时间看清不同远近的物体。

当正视眼的人注视5m以外的物体时，眼即处于一个休息的状态，即睫状肌完全松弛，悬韧带拉紧，使晶状体变薄变扁，远方的物体结交于视网膜上，形成一个清晰的像。而当注视5m以内至10cm之间的物体时，这时就要根据不同距离的物体而动用不同的调节力了。

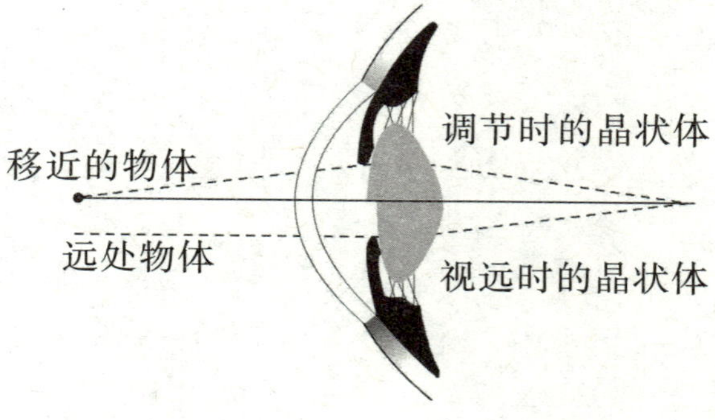

调节作用机理

调节的过程是这样的：睫状肌收缩，晶状体悬韧带松弛，晶状体凭借自身的弹性回缩变厚，屈光力增加使5m以内不同距离的物体清晰的结焦于视网膜上，这便是调节。只有在看近物时才用调节作用。

视近反射：瞳孔缩小，双眼向内转（即集合），晶状体增厚，看近三联动。

（一）调节时晶状体的变化

视近物时，主要是晶状体曲率的变化，特别是前表面的曲率的变化（由10mm缩至6mm，晶状体厚度由3.6mm变为4mm）

让我们先看一个实验：

由3个点组成的光线分别在角膜表面、晶体前后表面形成映像，调节时可见晶状体前表面的映像发生变化和瞳孔的缩小。

让被试者注视远方，在眼前方50cm处放一个发光的物体（蜡烛），从另一侧观察可看到3个蜡烛图像。

第一个由角膜前表面反射出来的最亮的正像a（右侧大实蜡烛像）。

第二个是由晶状体前表面反射出来最大而略模糊的蜡烛像b（中虚像）。

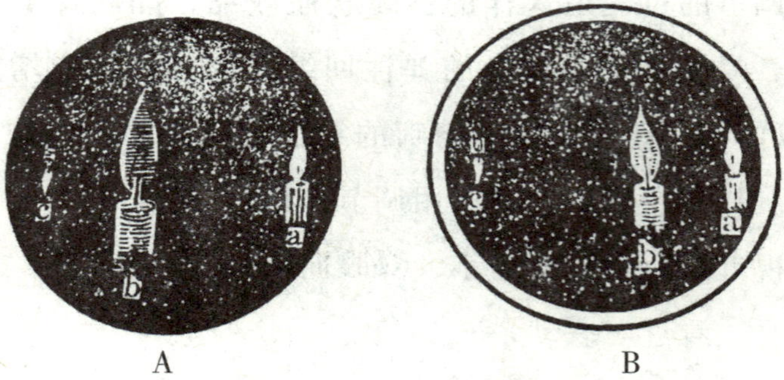

眼的调节实验（A. 视远物时的蜡烛像　B. 视近物时的蜡烛像）

第三个是由晶状体后表面反射出来的小而明亮的倒像 c（左侧小实倒像）。

从这个实验中不难发现：当眼注视近距离物体进行调节时，由晶状体前表面所形成的像将大大缩小，并向右像靠近，而另外 2 个像则几乎无变化。这是因为晶体在调节时，前表面曲度增大，而前凸靠近角膜。而角膜和晶状体后表面的曲度位置变化很小所致。晶状体前表面曲率增大，可使光的折射增强，从而使入眼的分散光线的聚焦在视网膜上，形成清晰的物像。

（二）调节时瞳孔的变化

瞳孔的大小变动于 1.5 ~ 8.0mm 之间。瞳孔括约肌受动眼神经副交感纤维支配，兴奋时瞳孔缩小。

瞳孔散大肌受交感神经支配，兴奋时可使瞳孔散大。交感神经的节前纤维发源于颈 6 胸 4 阶段，沿交感神经进入颈交感神经节，在此换元后发出神经节后纤维－睫状体神经达虹膜辐射状肌，使瞳孔散大。

瞳孔变化的条件：

（1）随远近物体变动，看远瞳孔大，看近瞳孔小。

（2）随外界明暗变动，光亮时瞳孔小，光暗时瞳孔大。

在瞳孔充分散大的情况下，入眼光量可增加30倍之多。但过大易产生球面像差及色像差。瞳孔缩小，不仅能增强视觉的准确度，而且还能保护眼不被强光刺激，并减少球面像差与色像差。但过小易产生绕射反应，（即在光点的周围产生明暗相连的光圈），影响物像的清晰度。

（3）集合（辐奏），视近时，双眼内直肌收缩，眼球内转，才能使物像集合为一个，将此称为集合。调节与集合同时发生并互相协调，即注视不同距离的物体时所用的集合亦不同，调节与集合保持一定的比例关系。调节与集合的关系，以单位调节量的调节性集合量（AC/A）表示。

AC——调节性集合。以三棱镜度为单位，用△表示。

A——调节力。以屈光度为单位，用D表示。

正常：AC/A＝4－6PD/1＝4－6PD

PD为瞳孔距离（cm）

当双眼不注视近物时，如两视轴集合可引起调节为集合性调节。

当用单眼看近物而调节时，另一眼则被遮盖亦可发生集合为调节性集合。

调节与集合亦可单独发生：

（1）戴远视镜、或用阿托品散瞳麻痹睫状肌视近，虽然有集合，但没有调节；

（2）双眼前戴底向外的三棱镜视近，虽有调节，但却无集合。

二、物理性调节与生理性调节

调节既然是睫状肌收缩引起晶体变形的结果，因此它的产生显然取得于两方面的状况。

（1）晶状体改变形状的容易程度。

（2）造成这一改变的睫状肌的力量。

根据以上两种状况，可以作以下分析：

（1）如果晶状体形状固定（亦即晶状体弹力减退，如白内障，老花眼时），即使睫状肌收缩力再强，也无法发挥调节作用。

（2）如果晶状体弹性功能好，变形自如，而睫状肌肌力不足，或睫状肌麻痹时，调节亦不可实现。

鉴于以上2种情况：Fnch's（1922年）将调节分为物理性和生理性调节。

物理性调节：直接引起调节中的光学改变，其大小由焦点移动的距离来反映。以屈光度计算，用“D”

表示。

生理性调节：为导致物理性调节的睫状肌收缩。以肌屈光度为单位，即在正常情况下将眼屈光力通过调节提高1屈光度所需要的睫状肌收缩力。因此睫状肌处于半麻痹状态时，则需2肌屈光度的睫状肌收缩力才能形成1屈光度的调节。但睫状肌肌力可由于身体衰弱而下降，为克服其不足，常持续过度用力，产生视物显小的错觉。

老视时，晶状体的物理性质发生改变，使物理和生理调节之间的关系脱节。针对此现象有两种不同的意见。

第一：老视时晶状体弹性下降，变形小，因此只将较小的肌屈光度用于调节，而更多的睫状肌力则闲置不用。

第二：随年龄的增长，产生单位调节力所需要的睫状肌的肌屈光度的数量也越来越多。

但临床观察表明：老视的主觉表现以视近物模糊为主，而疲劳现象次之，因而老花眼还是以晶状体弹性下降为主的生理改变。

三、检查调节力的方法

几个与调节有关的名词：

1. 远点　眼能清晰地看到远距离物体的位置称为远点。此时眼处于休息状态，即睫状肌完全松弛，屈光力最小，远点的距离是无限远。

2. 近点　当眼处于最大调节时，所能看清的最近距离物体所在的位置称为近点。此时屈光力最大。

3. 调节范围（或调节广度）　调节远点与近点之间的距离为调节范围。

4. 调节幅度　在该范围内眼可用不同程度的调节看清不同距离的物体，此空间为调节幅度。眼看远看近所用屈光力的差别，即眼的静态屈光和最大的调节时屈光之差，代表眼可提高的全部调节，也称为调节力。

Morgan 的定义：调节的休息状态，是在调节的反射弧上没有视觉兴奋，即视觉感受器没有受到刺激（相当于暗处的视觉）时的调节力。

常见检查方法有两种：

（一）客观的方法

将睫状肌完全松弛时的屈光状态称为静态屈光。将运用调节时的屈光状态称为动态屈光。

方法：用检影镜先查出静态屈光，然后让被检者注视视网膜镜上的视标，再检影一侧的调节时的屈光力。
动态屈光 - 静态屈光 = 调节幅度

（二）主观的方法

用近点尺或仪器测量近点。视标由远向近移动，直至被检者感觉视标变模糊，然后将之后退少许，能看清最近距离为近点，以 cm 为单位，将之转换为透镜度（例如近点为10cm，此时的调节为10D)。

近点如为15cm，(1/0.15)调节力为6.7D。该眼的调节幅度为6.7－0＝6.7D

四、影响调节的因素

1. 年龄因素　因晶状体纤维终生不断地在增加，晶状体体积却增加较少，因此随年龄的增加，晶体逐渐变硬，调节力亦随之下降。

不同年龄的调节力，如下表：

年龄	调节力	近点
幼年时	14D	7cm
36岁	7D	14cm
40岁	4.5D	22cm
45岁	4D	25cm
60岁	1D	10cm

老年人由于晶状体变硬和睫状肌的收缩力减弱，调节力减退，感觉看近距离物体不清晰或阅读困难时即为老视。

一般来说，正视眼者在45岁左右便有老花眼。

不同年龄单眼调节幅度见下图

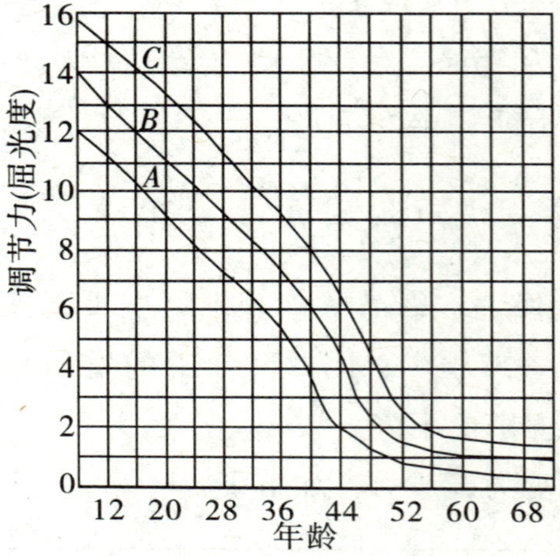

不同年龄单眼调节幅度

A 最低生理值　*B* 平均值　*C* 最高生理值

2. 屈光状态，眼的屈光状态直接影响

正视眼：看远不用调节力。看近需要相应合适的调节力。

近视眼：远点，不在无限远而在眼前一定的距离。如近用目标恰好位于其远点上。近点，也就不用调节就可以看清楚近目标。近视眼所需的调节力较正视眼低。

远视眼：远点，需用调节；近点，更需要较大的调节。

近视眼的调节力较弱，远视眼的调节力较强。

3. 药物　睫状肌收缩的药物，毛果云香碱，毒扁豆碱。

睫状肌麻痹药物：阿托品，后马托品，东莨菪碱。

托比卡按等。

五、调节作用的异常

正常的调节功能，能使眼迅速适应注视的距离并维持该屈光状态，保证在特定的情况下有稳定的良好视力。

但当调节功能异常时，双眼既不能准确的调焦，又不能自如地维持或改变其调节状态，因而出现视物模糊。而调节状态不断的变化（时而过度，时而不足，时而又正常了）又导致间歇性视力障碍，影响整个视野，但仅于注视远处或近处时出现。二者只居其一。此点有助于了解视力障碍的性质。

调节作用异常，可能有隐疼等视疲劳症状，但罕有剧疼，另外神经衰弱、神经高度紧张、健康状况、全身疾病均可影响调节功能。

六、调节作用与视疲劳

正常的调节不会导致疲劳。而且调节的过度使用会导致调节力增强，但如果长时间连续在接近近点的距离工作，则正常的正视、或正位视眼者均可出现视疲劳。

造成调节疲劳的主要因素有：

1. 年龄　年龄越小，调节力越强，近点亦越近。前面已提到各年龄段大致的调节力及近点，当年龄增大时调节力亦随即下降。至 45 岁时仅剩于 4D 调节力，近点为 25cm。接近近距离工作时清晰视力的最大界限，在近距离工作中需使用全部调节力，持续时间稍长久则疲劳难忍，一般正视者近点退至22cm。调节力尚余4.5D时，即40岁过后不久，老花眼便开始出现。**因此我们提议预防老花眼需在36岁左右开始通过眼肌训练来做起，待到该花的40岁时，再预防为时已晚。**

2. 全身疲劳状态　当全身疲乏、身心疲惫、神经衰弱、失眠多梦、神志恍惚时，在骨骼肌疲劳的同时，亦多伴有睫状肌的疲劳现象。睫状肌疲劳，随之调节力下降。

3. 所用调节在全部调节力中所占的比例

在近距离工作中可使用全部调节力的2/3，另1/3储备起来，这样近距离工作，才能应付自如。如果调节储备小，工作中所用调节便接近舒适所允许的最大限度，而易产生视疲劳现象。如果调节力减弱，则长时间近距离工作，只有再加用凸透镜时才感觉舒服。

4. 眼的屈光状态

（1）正视者　近距离注视，才用调节，视远时不用调节。

（2）远视者　看远时需用与其远视度数相同的调节力方 能看清，看近时需另加调节。

如一远视，正2D的患者看远时，需要正2D调节，当看近25cm距离的物体时，就需要增加+4D调节，而成为6D调节才能看清。

（3）近视者　看远不用调节，看近用力亦较少，或毫不费力。

结论：①年轻的正视者或轻度远视运用调节可看清不同距离的物体。②高度远视如不戴镜则不可能从事任何近距离工作。③近视者远点可能离近点很近，即调节区域很小。因而即使运用全部调节力，也只能看清很小一段范围内的物体，故极易引起视疲劳。远视或混散：不停地调节，由于两眼调节恒相同，因而屈光参差无法用调节纠正，则至少有一眼模糊。

七、比较性调节

把集合固定起来，调节可以单独活动的力量称之为比较性调节。

如以正视眼为标准，超过集合固定点所使用的调节为阳性比较性调节，低于集合点所使用的调节称为阴性（负）比较性调节。

图示：

以正视眼为例：其远点在无限远处，近点（P）在眼前10cm，例如：两眼注视眼前33cm的物体（A），需要3D

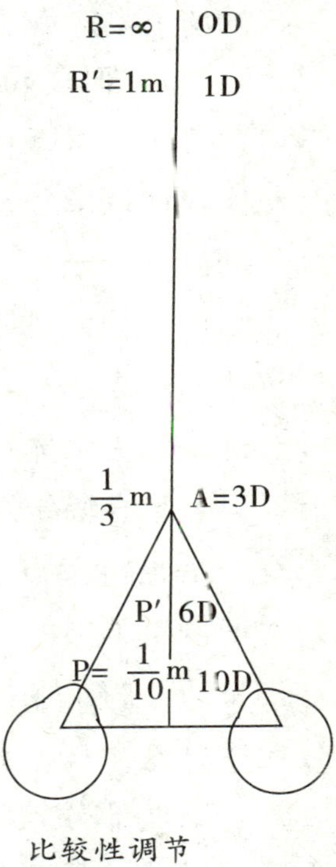

比较性调节

R：远点 R′：比较性远点

P：近点 P′：比较性近点

调节力，集合3ma。现在眼前加凹透镜片至物体模糊时，如所使用的镜片为-3D时。即表示它所使用的调节已由3D增加到6D，此时该眼的调节近点（P）位于6D的地方。也就是眼前17cm的地方。如果用凸透镜试之，当用+2D时，物象开始模糊，这表示它已放松了2D的调节，即由3D变为1D的调节。此时该眼的比较性调节远点（R）位于眼前1m处。

对于3ma的集合来说，其比较性调节远点在1m处，比较性调节近点在17cm处，其比较性调节范围为100-17=83cm，即图（此较性调节）中R′-P′距离，在此范围内，67cm（R′A）为阴性，16cm（AP′）为阳性。

比较性调节程度为5D（即6D-1D）其中3D为正，2D为负。

结论：物体越近眼球，阳性比较性调节越小，阴性调节范围越大。

这是因为物体在近点时，已使用了所有的调节力量。所以，当集合固定在近点，即为阳性比较性调节。因此，当有一个绝对远点、近点、调节范围时，可以按照不同的程度产生不同的比较性近点、远点、调节范围。

目的：为了保持看东西舒适。比较性调节的阳性部分应尽可能大些。最低限度要与阴性部分（消耗部分）相等。阳性部分较大时，患者就有大量的调节富余，因而感觉舒适。阳性部分较小时，患者要使用较大的努力方可维持正常工作，因而易引起睫状肌的紧张和疲劳。

持久的阅读引起的调节性疲劳就是这样产生的。

一般要有 1/3 的调节力量作为储备力量。

具体方法：首先用镜片把被测眼矫正为正视，亦令其注视 33cm 处的视力表，以凹透镜放于眼前，找出最强的镜片，这就是它所能增加的最大调节力量——即阳性比较性调节。再以凸透镜放在眼前，找出它所能放松的最大调节——即阴性比较性调节。两者之和为全部比较。

第四节 集合的相关知识

一、眼的集合及其功能

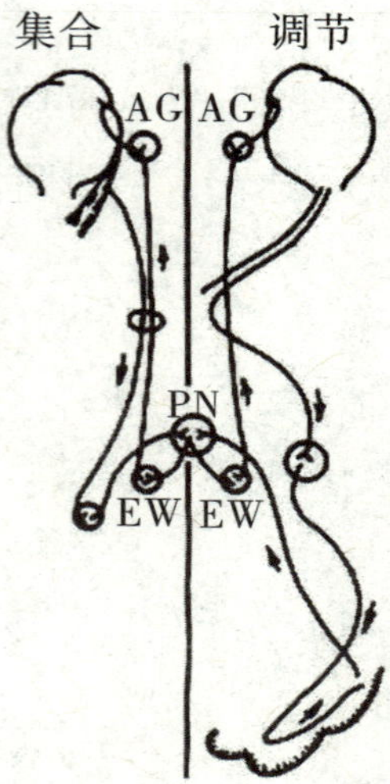

调节和集合的协同作用

当双眼注视远方时，两眼视轴基本平行，两侧的视野大部分重叠，为双眼单视及立体视觉形成创造了条件。人们为了能把远近不同的物体既看得清楚又看成一个，两眼即不停地调整着眼的屈光度和两眼视轴的集散度。

当双眼看近时，调节、集合、瞳孔缩小，它的控制中心为Perlia核。见图（调节和集合的协同作用）

凡眼肌和屈光正常者，调节和集合均随物体离眼的远近互相搭配联合运动，是一个有机的整体，但如两者之间的任何一方处于不正常状态，则必然影响另一方的功能改变。

二、集合及其分类

当双眼向无限远处注视时——功能性休息状态。此时两眼的视线平行，故两眼的集合角为零。随着被观察物体逐渐向眼靠近，两眼轴逐渐向内集合。当双眼看远时，即向外散开。所以当双眼看远近不同的物体时，实际上眼轴是不停地进行集合与分散运动的。因看远时集合角为零，一般把这种运动统称为集合运动。

一般将眼的集散分为4种类型：强直性集散；调节性集合；邻近性集合；水平合像性集合。

三、集合的测定

先解释几个有关集合的名词。

（1）集合近点：双眼单视的最近点称为集合近点。测定集合近点与调节近点设备相同，所不同的是测定集合所用的指标是双眼复视，而调节近点则是发生视物模糊。

集合近点的计算：近点到两眼旋转中心之间连线中点的距离。（眼的旋转中心定为角膜顶点后14mm）。

（2）集合幅度：集合能力称为集合幅度。

（3）集合范围：调节近点与远点之间的距离为集合范围。由无限远至近点之间的距离为阳性范围。超过无限远也就是两眼视线集合于眼球后面，因为双眼向外分开为阴性集合范围。

（一）米角测量法

测定集合程度时所用的单位称为米角（ma）。

当双眼处于看远状态时，两眼视线成为两条平行线。见图：

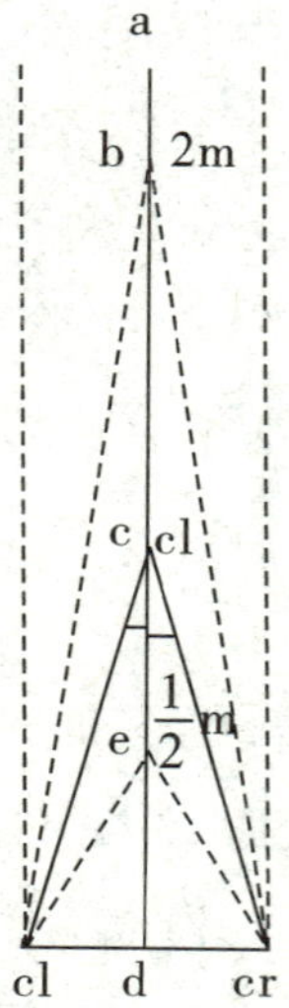

米角 cl 和 cr，左眼和右眼的旋转中心。

当物体在 c，则角 clccr 为 1ma；因视 e 时，为 2ma

从 cl 和 cr 引出的 2 条虚线，其集合角为零。当两眼注视 1m 处物体时 c、cl 和 cr 连线的中间为 d，d 与无限远的 a 相连为 ad 则两眼的视线 clc 和 crc 与 ad 相较于 c，于 c 处所夹之角称为 1ma。

由集合近点求米角的公式为：

ma = 100/pc

式中的 pc 为集合近点，至眼的距离用 cm 计算。故两眼注视 1m 时为 1m 角（1ma），0.5m 为 2 米角（2ma）。

米角所占的圆弧度，应根据两眼视轴间距（并非瞳距）来计算。如其平均值为64mm，则1ma为1度50分（1°50′），其略值为2度（2°）。即当两眼注视1m时，每眼向内转2°。正常平均值为10.5ma，其中9.5为阳性，1为阴性。

（二）三棱镜法

令被试者双眼注视单一物点，将一基底向外的三棱镜放于一眼之前，三棱镜度数逐渐增加。当每增加三棱镜度数时，被三棱镜曲折后的光线向外偏斜，其像落在视网膜中心凹的颞侧，因而成为暂时性复视。为了避免复视要用内集力将眼球内转，使视轴与曲折后的光路相平行。见图：

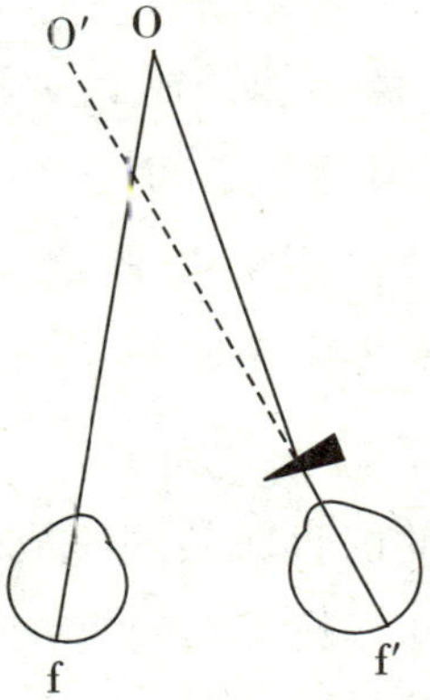

三棱镜基底向外引起内收

三棱镜基底向外使右眼视轴向内转，使视轴与曲折后的光线连成一条直线形成双眼单视，将之称为阳性集合度。

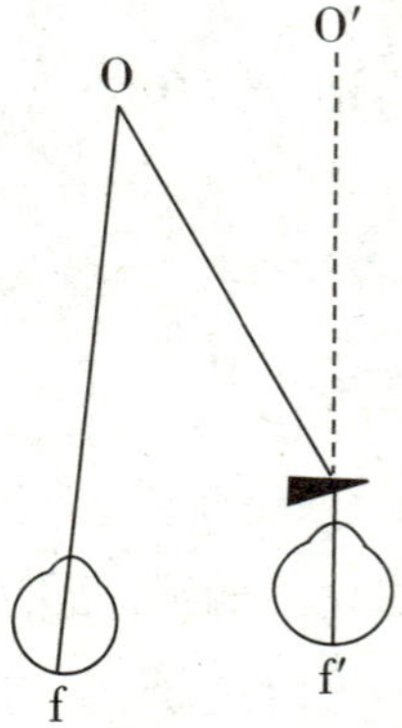

三棱镜基底向内引起外展

三棱镜基底向内引起外展 ，将之称为阴性集合度。

如用三棱镜度数过高，眼肌力量无法补偿时，双眼的集合即被破坏，形成双眼复视，在仍可得到双眼单视时，所使用的最强三棱镜，即该眼最大的集合力量。

三棱镜基底向外为阳性集合度，反之为阴性。

在测量集合近点时，不但被测者主诉有复视发生，而且在复视发生时，可以看到眼球会不由自主地向一方偏斜。

集合力量是由两眼的内直肌共同完成的。无论三棱镜放在哪一只眼之前，或用其半数放在两眼之前结果都相同。

当两眼注视近处用三棱镜测定集合力量时，应把看近形成的集合角换算为三棱镜度后加在前述所测的结果之中。

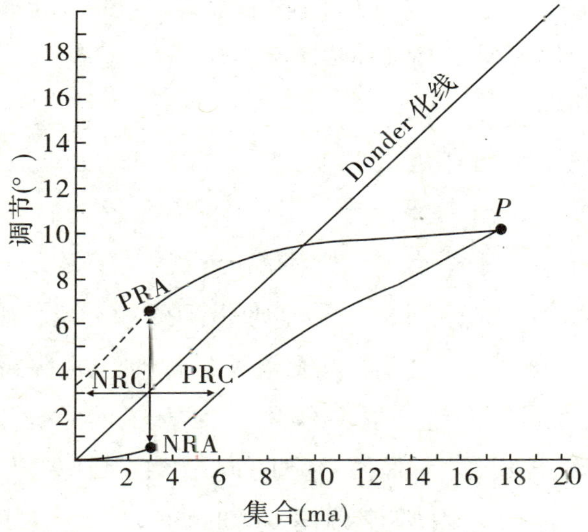

调节与集合的关系斜线为 Donder 线

PRA 和 NRA 为正和负比较性调节 PRC 和 NRC 为正和负比较性集合

由集合近点距离求集合角弧度的公式为:

集合角度数 = 两眼中心距/集合近点距 ×50 +30

例如：两眼中心距为 60mm，集合近点距为 120mm，集合度为 60/120 +50 +30 =28°，即各向内转 14°。

四、调节与集合的关系

两者由 Peilia 核相互联系成为双眼单视时中脑的控制中心。(见前调节与集合的协同作用图)

这是为了保证两眼既可看远又可看近。经常保持双眼单视是经过长期的锻炼和演化形成的。

虽然两者有紧密的联系，但为了适应某些生理或病理的需要，还有一定程度的单独活动范围。例如：老年人的晶状体硬化，睫状肌麻痹后调节作用丧失，但是集合仍然存在。

远视患者注视远处目标时，两眼视线必须平行，即不需要集合，但需要调节。当两眼注视近处目标时其所用调节也常大于集合，造成调节与集合的联动关系的失调，轻者可成为内斜位，重者便出现内斜视。例如：一位4.0D远视患者，当注视无限远目标时，两眼视线必须保持平行，即不需要集合作用，但为了看清远处目标，则必须矫正其远视而使用4D调节力。现如让他注视33cm的目标时，则必须再用3D的调节力，亦即必须用7D的调节力。但此时只用了3ma的集合，这样调节与集合就产生了分离。使双眼单视几乎不可能。此时病人若按调节来确定自己的集合力，于是就将注视点集合至眼前14cm处，但目标在33cm处，所以难以看清。如果按集合来确定调节，因只用了3D调节力，用此来代替7D调节力，所以也难以看清目标。因此，这样的病人只好放弃单眼，而用一眼注视，另一眼便转向内侧而成为内斜视。

再如，一名2D的远视患者注视眼前25cm物体时，需用6D调节。2D近视则用2D调节。但是集合角都是4ma。故远视眼调节超过集合，近视眼集合超过调节。如果范围扩大，在调节与集合之间只能保持一种正常的功能时，最终只能放弃双眼单视，形成斜视。

五、比较性集合

如果把调节固定不动，也可使集合单独改变其结合程度，超过或放松的集合度称为比较性集合。与比较性调节相似，把调节固定在一个物点上，用三棱镜改变其集合力量。被测者能够耐受并未发生复视时，所使用的最强三棱镜度数即为比较性集合的度数。（见上图）

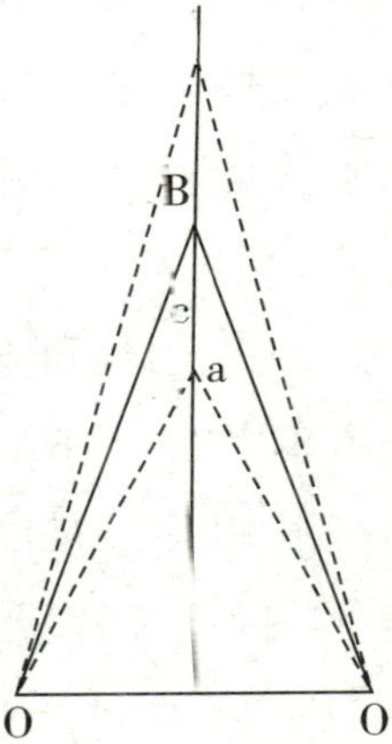

BC为中1/3，比较性集合即舒达区

B 为固视点，Ba 为基底向外所测的比较性集合阳性部分，Bb 为基底向内所测的比较性集合的阴性部分。同调节一样，为了近距离工作的舒适，集合的阳性部分要大一些，中 1/3 为集合的舒适区，即 BC 区。

若超过 BC 的范围，不论阳性或阴性都应戴三棱镜。还应接受一个疗程的肌力训练，即眼外肌的集散力量锻炼。

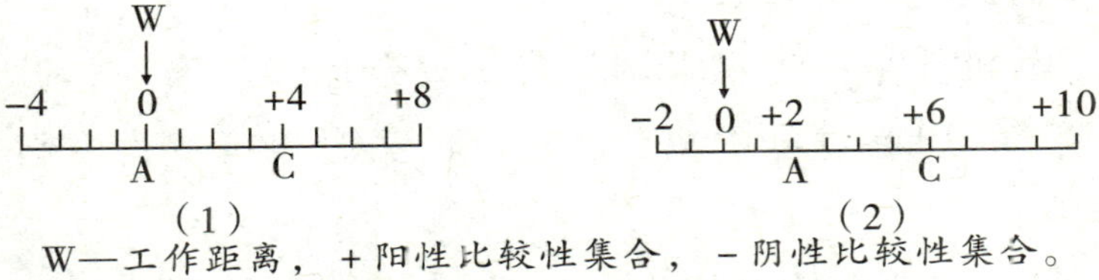

W—工作距离，+阳性比较性集合，−阴性比较性集合。

AC 为舒适区

图　比较性集合舒适度

（1）工作距离为33cm，可耐受外展4三棱镜度和内收8三棱镜度，即阴性部分为4三棱镜度，阳性部分为8三棱镜度，工作距离集合点正好在集合范围中1/3不易疲劳。

（2）阴性部分为2三棱镜度，阳性部分为10三棱镜度，但其中1/3AC偏向阳性部分，即W位于AC之外——易疲劳。是因为近距离工作时，两眼处于过度集合，即存在2三棱镜度的比较性内隐斜，需要用2三棱镜来补偿。

调节与集合两者之间，一方的活动也会影响到另一方的功能变化，常见的是，当两眼同时使用时，双眼的调节力量比较单眼者明显增加。这是由于双眼视时，集合作用对调节功能所产生的联动关系所形成。双眼超过单眼调节程度约0.5D，有的高达1.5D。是集合的力量刺激了调节作用。

六、调节性集合与调节性比值

过度的调节可伴随过度的集合，此即调节性集合与调节的比例。（AC/A）

其机理是：当双眼调节时，集合也伴随增加，过度的调节可引起过度的集合，过度的集合也可成为内斜的诱因。

AC/A比值的单位为ma。单位调节量的调节性集合量（AC/A）。即以每1D的调节使眼轴偏斜的三棱镜度

（△）来表示。

正常的AC/A　3 - 5/1（AC为调节集合量，以△为单位。A为调节力，以D为单位。）

AC/A的比值可用各种改变调节方法来测定。

（一）隐斜视法

即移动固视点法，双眼固视6m处的视标，测定看远的偏斜三棱镜度，再固视33cm的目标，测定看近的偏斜度，按以下公式计算：AC/A　PD + △n - △o/D

PD为瞳距，（cm）△n为看近偏斜三棱镜度。△o为看远偏斜三棱镜度，D为调节的度数。所测的结果：内偏斜用“+”，外偏斜用“-”。

（二）梯度法

1. *刺激调节法*　将两眼固视在6m处，测量1次隐斜度，然后在各眼前加上1个 -1.0D的透镜，再测1次隐斜度，2次所测的差即AC/AD的比例。

2. *放松调节法*　先将两眼固视在33cm测隐斜度，其后在眼前加上 +3.0D透镜，再测一次隐斜度，两者结果的差即AC/A。

3. *令被试者戴着看远的镜片，看0.5的视标*　先用较低的△底向外放在眼前，并逐渐增加度数。当开始模糊时，表示以开始试图用调节刺激集合，把尚未开始模糊所使用的△即看远的非调节性集合。再在被试者眼前佳凹透镜，接着再增加三棱镜度数，随着三棱镜度数的增加视力下降。视力开始模糊但尚未发生复视时所用△即使用调节后增加的三棱镜度数为调节性集合。如在被试者眼前使用1DS透镜，令被试者将视标看清楚后，再增加底向外的三棱镜度数与未将凹透镜前所测的△度数之差，即调节1.0D的调节性集合。例如，一个病人看远为2△外隐斜，两眼用-1.0D的度数变为1△内隐斜，此即为AC/A。

下篇

实际应用

第一节　老花眼

老花眼，又称老视，是中老年常见的一种生理性退化现象。就如暗生白发、尿线距离越来越近一样，是不可抗拒的人体自然规律，不属于疾病范畴，更不属于屈光不正。

一、定义

人于年龄增长至一定程度时，在一般近距离工作中，须与其静态屈光矫正之外，另加凸透镜，方能清晰地看清近距离物体，这种现象称为老花眼或老视。

通俗的讲：报纸越拿越远，光线越调越亮。这便是老花眼开始的前兆。

二、年龄与调节

老花眼是调节功能下降，以及物理性调节失效的表现，是正常的生理现象，人于幼年时期调节力很强，能看清 7cm 处的物体，调节力约为 14D。而后近点不断后退，至 36 岁时，近点退至 14cm，调节力减退为 7D；45 岁时，近点距离为 25cm，调节力仅余 4D；60 岁时，近点退至 1m，调节力仅为 1D。

在多数情况下，近距离工作包括阅读书写，距眼约28～30cm，因此正视者45岁仅余4D调节力，近点在25cm，即达到其近距离工作时清晰视力的实际界限，视近时须使用全部调节力才能看清，以致在每次近距离阅读时需要将本身仅有4D的调节力全部用上才能看清晰，这样没有一点富裕的调节力，看书时间稍长，常疲劳难忍。

一般正视者当近点退至22cm，调节力尚余4.5D时，说明老花眼已经形成。

三、老花眼形成机理

只有知道了老花眼的形成机理才能有的放矢地预防保护。虽然老花眼是一种自然的生理现象，不以人的意志为转移的，但这种现象出现的早晚、表现的形式、花眼的程度却与每个人生理机能有密切的关系，表现不尽相同。

老花眼与调节功能下降有明显关系。

调节的目的：

调整眼屈光系统的焦距，使固定的视网膜适应不同距离的注视目标，以便在不同时间看清不同距离的物体。

正常调节过程：当眼注视5m以内至眼前0.1m处的物体时，双眼睫状肌收缩，晶状体悬韧带松弛，具有弹性的晶状体凭借其本身弹性的回缩力的特点：变凸、变厚，屈光力增加，这样就能清晰地看清近处物体。

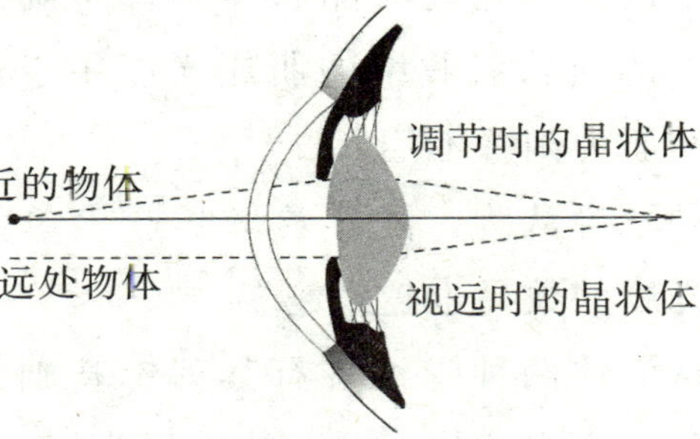

调节作用的机理

眼通过最大调节所能看清的最近距离物体所在的位置——近点，此时眼的屈光力最大，将之称为动态屈光或近点屈光。距离越近，调节力越大，晶状体越凸，其悬韧带越松弛，要让悬韧带彻底放松，就需要睫状肌加大收缩力度，通常要提高 1D 屈光度的调节力，就需要 1 肌屈光度的睫状肌收缩力。也就是说睫状肌的收缩力大小是根据调节力的大小决定，调节力大小又是根据注视目标的距离（焦距）决定的。因而睫状肌收缩力也是由焦距来决定。焦距远收缩力小，焦距近收缩力强，年轻时能看清 10cm 距离的物体，就是因为睫状肌收缩力大，晶状体弹性好，调节力强，随着年龄的增加，近点逐渐变远，正常阅读距离内的物体变模糊，以至于将物体远移甚或戴凸透镜（老花镜）方能看清。

近年来，围绕老花眼的主因展开讨论，产生 2 种学说。

一种学说认为老视时晶状体弹性下降，变形少，因此只将较少的睫状肌收缩的肌屈光度用于调节，而将更多的睫状肌肌力闲置不用。

另一种学说认为，随年龄增长产生单位调节力所需要的肌屈光度的数量也越来越多。

笔者认为这两种学说各有其理论基础，但以晶状体老化弹性减退为主，睫状肌功能减退为副。

因而，预防或延迟老花眼需要从青年时期做起。

四、老花眼的主要感觉（注意：不是症状）

因为老花眼不属于病态范畴，故多不应用病因、诊断、治疗等专业的医学名词，仅是一生理现象。

老花眼系逐渐发生并发展，一般首先于阅读或近距离工作时，看不清小字或物体细节，常将头后仰，并移远书报或工作物，起先感觉晚间或昏暗处困难，且对光的要求很强，需要在亮处或强光下才能分辨。视近物不能持久，阅读数分钟即感模糊不清，易窜行，字迹成双，最后无法阅读，中断工作。远视者除近距离视力工作困难外还可有眼部烧灼或刺疼感以及流泪。在极少见情况下，早期老视可表现为功能性调节痉挛，而使40岁刚过的人出现假性近视，有时不得不遇验光时麻痹睫状肌以资鉴别。

五、老花眼的检查与处理

40岁以上的人一旦有老花眼的先兆（报纸越拿越远，光线越调越亮）出现就没有必要下意识的回避，应立即到医院检查，根据其静态屈光和工作距离，便可确定其度数，给予戴用舒适的、但不一定是最清楚的眼镜。

习惯上，老花眼出现的第一副近用镜，可与看远用度数之外加上+0.75D，供晚间或昏暗时使用，这多在接近45岁时试用。当近用镜度数以感不足时，再加不超过0.75D镜片。

配近用镜过矫，因为度数过高，调节与集合之间关系遭到破坏，而且由于远点移近，调节区域过小而造成不便，如果不正式测定正负比较性调节，则不但应使受检者在阅读近距离看近视力表感到满意。而且移远12～15cm时，仍可看清，如此可避免过矫。

戴近用镜明显不适的原因，除了过矫之外，镜框过于宽大，亦为原因之一。镜框过于宽大，当看近时，瞳距仅缩小2mm，无异于附加了基底向外的三棱镜，增加了眼的集合负担而感不适。

另外还应考虑近距离的比较性调节和比较性集合。必须保留充分的调节储备。即正的比较性调节应尽可能大，至少应超过负的部分，如果比较性调节不足，则应改变近用镜度数。如果比较性集合过小，以致注视所需集合越出集合的舒适区以外，则应加用三棱镜或进行视轴矫正（正位视）训练，以加强本身集合。

根据不同理论和实践，各种老视手术不断涌现。按手术部位老视手术可分为3类：①施于巩膜的；②施于角膜的；③施于晶状体的。

到目前为止，所有针对老视的手术方法尚未能带来持久的真正生理意义上的调节改善。

可适用眼肌运动保健操训练。

第二节 视疲劳

视疲劳又称眼疲劳，顾名思义就是用眼过度，是超负荷用眼的结果。

视疲劳现已跃居全球第一职业病，是现代人在高效率，快节奏的时代长时间近距离的工作中普遍存在的一种常见多发症状。加之不良的用眼卫生及不适的工作环境更加促成了这一病状的发生发展，尤其是患有屈光不正，如远视眼或散光眼者更易罹患。流行病学研究显示，23%的学龄儿童，64% ~90%的电脑使用者及71%的干眼症患者均有不同的视疲劳症状。其年龄大都在20 ~40岁之间，中等学历以上，主要从事脑力劳动者，长期面对电脑的人群，因此该病是**严重影响人们日常生活、学习、工作的人为地、可逆性、可预防、可控制的眼病**。目前我国对被疲劳的定义病因、发病机制、临床表现以及治疗原则等尚无统一的标准。治疗水平参差不齐。且牵涉眼的有关知识及眼的防护保健，因而有必要将之单列赘述。

一、视疲劳的概念

视疲劳是以病人自觉眼的症状为基础，伴有眼或全身器质性与精神性（心理）因素相互交织的综合征，是一个症候群，属于身心医学范畴。

二、视疲劳的原因

视疲劳的原因是多方面的，但主要有以下2方面。

1. 环境因素　分为外环境及内环境因素。

外环境因素包括光、声、电、温度、化学物质刺激等因素，而内环境包括全身性疾病，精神（心理）方面疾病所导致。

（1）引起视疲劳外环境因素　是多方面的，如光线太强，或太暗，嘈杂刺耳的声音，生活节奏太快，工作太忙太累，昼夜更替等，这些不良的因素本身对人是一种刺激。刺激通过大脑皮层对调节、眼外肌或精神（心理）上的干扰，而诱发的眼疲劳或全身性疲劳，将之称为环境性视疲劳。

常常在临床上遇到一些患者，其主诉："医生啊，我眼睛困涨，干涩，发红，流泪，看不清，你说是怎么回事?"当你给他做了必要的检查后说："你这是视疲劳。"他马上说："不对啊医生，我一天什么活都不干，什么东西都不看，怎么还疲劳呢?"当你进一步询问和做了必要的检查，排除了相关诱因且做了必要的治疗后，他的症状好转。他不了解是这些外环境因素所造成的。

1）光线强弱对视疲劳的影响：从高楼大厦的幕墙，马路上往来汽车的车灯；到室内装修，家庭照明；再到几乎人手必备的电脑手机及平板电脑……无处不在的光在给人们生活带来便利的同时，也使得光污染问题日渐突出，尤其是电脑光污染引起的视疲劳综合征，让人们深陷现代第一职业病的泥沼。

首先应明确柔和充足的光线是近距离工作的良好环境。

光污染的形式是多种多样的：

光线太弱，照明不足，近距离工作常以眼靠近目标以增大视网膜的物像来代偿，易发生视疲劳。

光线太强，会在视野内有局部的直接或间接的强照射光源（将之称为眩光），出现暂时性视力障碍，或眼睛不适，眼前出现一时的中心暗点或光亮的后像、缭乱的眼花、光幕遮盖样眼花等眩光现象，这便是典型的光污染现象。这种现象在日常生活中普遍存在，是人眼的视觉细胞受到光刺激往往会造成视觉疲劳及综合性伤害。

强光对眼睛能否产生眩光现象，取决于眼睛的适应状态，若眼处于暗适应状态，即使光线不强，也能产生眩光而疲劳。在明适应状态下，如在阳光下，眼对汽车灯的照射，并不产生眩光，但在夜间会产生眩光。另外眼与光源的距离与投射方向的影响，光源越近，投射光越接近视线，则眩光越强烈，越易发生视疲劳。

照明光线摇摆不定，灯泡或电棒管发生闪烁跳跃，工作物忽隐忽现易产生视疲劳。

有色的光源照射易疲劳，人类眼睛长期在进化过程中已适应白色的太阳光线，红、黄光线照射比蓝、绿光线照明更易产生疲劳。

以上这些不同形式的光污染现象，如同地下水污染、土壤污染、空气污染一样严重侵蚀着人们的身心健康。它犹如温水煮青蛙，尽管过程缓慢，危害却很大。现已引起各方面学者的高度关注。

2）工作物与阅读字体大小，背景对比和稳定性对视疲劳的影响：细小的工作物或字体，即使努力靠近注视物体，增强调节也难以分辨清楚，注视稍久便出现视疲劳；工作物或字体与背景对比不明显，工作物摇摆不定，或迅速移动、频繁的变换眼与注视物的距离等，都易发生视疲劳。

3）显示屏对视疲劳的影响：进入高科技的电子时代，信息交流的质和量不断提高，大量应用阴极射线管做显示屏的电器设备，已广泛进入社会、学校和家庭，尤其是办公室的白领们，长时间在这些电器前注视或操作，易产生视疲劳。这无疑是会影响到其思维能力、工作效率。一项调查结果显示：视频工作者中，60%感觉视疲劳、视力下降；20%～30%有骨骼肌损伤害等症状；常伴有手、颈、肩、腰疲劳和酸疼现象，严重的可发生其他全身症状，称之为电脑终端综合征（VDT）。它由两种因素造成：①光污染现象的影响：终端荧屏亮光的炫目刺激和画面闪烁跳动，以及在操作中眼球频繁的转动和过度紧张。②工作时姿势的影响，操作时全神贯注，端坐，直腰，肘和膝关节成90°屈曲的强制性姿势。

（2）引起视疲劳的内环境因素：内环境因素多由于全身器质性疾病和精神（心理）障碍方面的疾病所致。如：癔病、精神病早期、更年期、甲亢、高血压、贫血、糖尿病、病后恢复期、分娩期、哺乳期。往往是植物神经功能不稳定，加上失眠，健忘，全身乏力或其他精神（心理）症状，如神经敏感、精神紧张、抑郁症。这类人常担心双眼看不见、朝思暮想、心思重重、检查而又检查不出器质性病变，或器质性病变与自觉症状不成比例。这种病往往用药物或矫正眼镜难以消除，属于一种神经官能症，将之称为神经性视疲劳。

2. 引起视疲劳的眼部因素　这是引起视疲劳的主要原因，如果说环境因素只是诱因的话，那么眼部因素才是决定因素，外因是变化的条件，内因是变化的根据，外因是通过内因才起作用的，健康的眼部结构和功能才是保证眼正常工作的基础，但是即使健康的眼组织和正常的生理功能，也是有一定限度的，譬如正视眼或正位视者能连续视近1小时不疲劳，但若超过2小时或更多的时间则过度的调节和集合易产生视疲劳。而不健康的眼，如远视眼患者短时间视近则出现眼疲劳现象，若再遇到不良的外环境因素影响，视疲劳症状更严重。

（1）调节性视疲劳　正常眼调节不易疲劳，但如果长时间连续在接近近点的距离工作则因过度的使用调节，正常视或正位视者均可出现视疲劳，将之称为调节性视疲劳。

影响调节性视疲劳的因素很多：年龄；全身疲劳状态；眼的屈光状态；集合能力，所用调节在全部调节中所占的比例等。

1）年龄：年龄越大，因睫状肌功能减退，晶状体变硬，弹力减弱，致使调节力下降，而不能视近时间太长，易致疲劳。

2）全身健康状况：伴有全身慢性病时，全身各组织器官功能均差，因而眼部功能随之下降。

3）屈光状态：中度以上的远视眼在短时间内视近更易出现视疲劳。

4）平时可将1/3的调节储存起来，有利于长时间的视近。

（2）肌性视疲劳　由于眼外肌的力量不平衡（如斜视），为了维持正常的眼位和保持融合功能即双眼单视、立体视觉、部分眼外肌、过度紧张的收缩、以纠正隐斜或斜视带来的复视，这样易产生视疲劳。

（3）集合性视疲劳　在近距离工作或阅读时，为保持双眼单视，两眼内直肌按需要共同收缩，距离越近收缩越强，时间一长，内直肌便疲劳，集合失效出现复视，这便是集合性视疲劳。另外看近时，集合、调节、缩瞳呈联合动作——近反射。三者相互联系，相互影响，有机配合。如果集合功能不足，集合近点不在正常范围，这样便出现调节与集合分离。通常情况是1D的调节力需要1ma的集合量。看一个例子，如一位4D远视患者，当注视无限远目标时，两眼视线必须保持平行，即不需要集合作用，但为了看清远处目标，则必须矫正其远视而使用4.0D的调节力。现在让他注视33cm的目标时，则必须再用3D的调节力，亦即必须用7D调节力。但此时只用了3.0ma的集合，这样调节与集合分离，双眼单视不能形成。此时病人若按调节来确定自己的集合力，于是就将注视点集合至眼前14cm处（即7D的调节力）但目标在33cm处难以看清楚；如果按集合力来确定调节（3ma集合）因只用了3D的调节力来代替7D的调节力，所以也难以看清目标，这样病人为了避免复视，只好放弃双眼单视，而只用一眼注视，另一眼便转向内侧而成为内斜视。

（4）症状性视疲劳　与近距离工作或阅读无明显关系，但有睑缘炎、慢性结膜炎、角膜炎、泪液分泌不足、干眼症、眶上神经疼等。

（5）视象不等性视疲劳　由两眼视网膜大小不等所导致。在视觉皮质中，视像大小相差超过5%的耐受限度时引起融合困难，干扰视觉，引起视疲劳。通常人的两眼屈光状态普遍存在轻度的差异，如用眼镜矫正，不应超过2.5D，其原理是每0.25D可使视像相差0.5%，2.5D恰等于5%的耐受性，在大脑视觉皮质中视像若超过5%则产生视疲劳，此类视疲劳常见于屈光参差，无晶状体眼，眼镜度数相差悬殊等。

三、视疲劳的临床表现

1. 视力障碍及眼部症状

（1）视力障碍　由于远视眼无论看远或看近都必须动用调节，故除远视度数小或年轻无明显症状外，在视近时出现视力模糊、复视、字行重叠、文字跳跃走动等。由于调节时间异常，看近后再看远处需待片刻才能逐渐看清。由远再看近时，需要短暂模糊才逐渐看清近处文字。

（2）眼部症状　眼困倦沉重难以睁开、压迫感、酸胀感、异物感、磨涩感或眼球深部作疼，或有不同程度的头疼，多在额部或眶上部，偏头疼，甚至恶心、欲呕、结膜充血流泪，有时引起肩胛部不适。若是调节性视疲劳，闭目休息或暂停用眼或带上合适的凸透镜后症状即可消失或明显减轻，但如继续阅读或书写又会出现同样症状。

2. 全身症状　头疼、偏头疼、眩晕、颈肩酸疼、思睡乏力、注意力不集中、记忆功能减退、多汗、易急躁、发怒心烦、失眠、食欲不振、唉气呕吐。全身症状特别是以神经系统的变化最为明显，因此以神经衰弱或植物神经功能紊乱等全身症状到眼科就诊者为多，眼科医生应对其屈光状态做认真检查，若发现远视、散光等，除应给予合适的眼镜矫正外，要建议到内科治疗，能获得良好效果。

伴有更年期障碍的远视患者，常以视疲劳到眼科就诊，其视疲劳症状常超出检查所见之外，即主诉症状极其明显多样，但又找不出成为视疲劳原因的相应器质性改变为其特征。

四、视疲劳的诊断

视疲劳症状复杂多变，在查找发病原因时十分困难。

1. 问诊　医生问诊的态度和语言对取得病人的信任和理解十分重要，通过与病人的交谈了解症状的发生发展经过，听取病人既往病史和工作生活环境作为选择检查项目的依据。

2. 视力和屈光状态　视力检查包括远、近视力，以及矫正视力。由于眼屈光状态与视疲劳有密切关系，验光应是首选检查项目，弄清眼屈光状态的性质和程度，同时也要对目前戴的眼睛进行检测是否合适。

3. 调节功能检查

（1）近点距离　应反复检查多次，有无不稳定或逐渐后退现象。

（2）调节时间　观察迟缓时间和紧张时间的长短。

（3）调节持续时间。

4. 眼外肌检查

（1）眼球运动和固视状态。

（2）5m 和 33cm 有无异常眼位。

（3）集合功能检查：包括集合近点、融合范围、集合功能负荷试验，用以观察集合维持时间，正常人1min可凝视不动，且无疲劳感觉。

5. 视像不等检查　用标准影像计测量两眼视网膜物像大小和形态差异。

6. 眼科常规检查

7. 体格检查

五、视疲劳的治疗

由于视疲劳的因素是复合因素，因此治疗措施也采用综合疗法，既要对症也要对因。

1. 寻找、去除病因　这是治疗视疲劳的关键。

2. 注意用眼卫生　闭目休息，暂停用眼。

3. 矫正屈光不正，配戴合适的眼镜　包括屈光度合适，瞳距适应，散光轴位准确，定期复查。配戴合适眼镜，是治疗视疲劳首项措施。

4. 视轴矫正　眼外肌训练的目的是提高双眼协调运动的能力，增强融合功能，扩大融合范围，以补偿集合力不足，或外隐斜的缺陷，是双眼视觉得以维持。对于调解和集合功能不足的视疲劳是临床治疗有效的方法。

5. 治疗眼病和全身病　通过与病人交谈取得病人信赖与合作，解除病人对视疲劳的精神压力，暗示病人增强自我调控，切断恶性循环，以利于增强眼与全身治疗效果。改善工作和生活环境也不可忽视。对于神经性视疲劳难以用药物或眼镜消除的还应请神经内科、心理科医生诊治，能获得良好效果。

6. 药物治疗

（1）改善调节功能药物：大部分视疲劳患者都是由于调节功能异常所致，因此，对于此类患者需首要解决的最根本问题即调节功能。七叶洋地黄双苷滴眼液能作用于睫状肌，通过增强睫状肌的功能和增加睫状肌的血流量来改善眼的调节功能，从而达到治疗视疲劳的目的。

（2）人工泪液：可缓解眼部干燥等刺激症状，补充泪液中的电解质，具有一定的润滑作用。其药有：玻璃酸钠滴眼液；聚乙烯酸滴眼液；右旋糖酐羟丙甲纤维素滴眼液；羟甲基纤维素钠滴眼液。

（3）营养类药物：通过补充眼营养来缓解视疲劳。例如含有珍珠水解物和冰片成分的滴眼液及复方门冬维甘滴眼液；复方尿维氨滴眼液；复方牛黄酸滴眼液等。

（4）睫状肌麻痹药物：代表药有消旋山莨菪碱滴眼液，山莨菪碱滴眼液。

（5）中药：用一些养肝明目、补肾益精、补血安神等功效的中药，也能起到改善视疲劳的效果。

7. 非药物治疗也即物理治疗方法　如应用雾视法，远眺法，眼保健操等来改善眼周循环。

8. 做眼肌运动操　通过做眼肌运动操增加整体功能和健康。

第三节　高科技时代如何用眼护眼

现代人多以近距离阅读为多，且超负荷用眼。因而出现的是与之相应的视疲劳症（在前边已经介绍过了）。越来越多的人开始抱怨眼睛干涩、胀痛、和视力模糊。那么如何样正确的、科学的、合理的用眼、护眼、爱眼，是该章要讨论的重点。

一、正确的用眼方法

用眼方法亦即用眼卫生，和预防儿童近视眼一样要注意用眼卫生。当谈及用眼卫生时，大多数人误认为是干净、清洁卫生，实际上清洁卫生是身体健康最基本的保证。用眼卫生包含的内容很广泛、也很具体。

1. *养成良好的、正确的阅读距离*　眼与阅读物保持33cm左右的距离，成年人不一定像孩子们预防近视一样必须掌握一尺一寸一拳的尺度，但良好的坐姿、适度的距离是预防视疲劳的基本要求。电视机尽量放在光线柔和的角落，与视线大致相平，电视机至眼睛的距离为电视机屏幕对角线的4～6倍，电视机明暗对比度适中，房间内应开一盏柔和的灯。电脑操作台应低于一般办公室的高度，荧光屏应略低于眼水平位置10～20cm，呈15°～20°的下视角，荧光屏距眼为50～70cm距离。电脑屏幕中心应与操作者的胸部相持平，略低于视线，屏幕最好背向或侧向门和窗户。

2. 避免光污染损害视觉　阅读时光线应适中，不宜过强或过暗。在看书学习、批阅文件时光线应从左前方射来，以免手的阴影妨碍视线。亦不要在强烈的阳光下、暗淡的月光下、路灯旁阅读。应用手机或电脑阅读时，尽管手机、电脑均有自身的光源但亦应在开灯时阅读，不能反差太强。

3. 近距离工作（阅读、书写）不宜时间过长　一般在30～60min最适宜。例如一集电视剧在45～50min，一节课亦为45min，在工作30～60min后或眼睛感不适时要强迫自己离开阅读或近距离工作场所，休息10～15min，此时可上上卫生间、喝喝水，做一些放松运动，走动走动，**最好闭眼休息或向远处眺望数分钟，或按摩揉搓眼周皮肤或运动眼球数圈或再滴一些抗疲劳的眼药水，之后再接着看书阅读**。通过这些方法和手段，使业已疲劳的症状立马得到改善缓解。而现代人多数恰在此点上掌控不了，长时间连续数小时不歇息的近距离工作下去，这样下去结果可想而知。有些行业的工作人员来就诊时，说他们上班就是坐在电脑前工作，没有休息时间。尽管如是说，但在时间上是不合理、不科学的，这些便是视疲劳发生的高危职业和人群，是光污染最明显、电脑性视疲劳最严重的人群。在有条件时还是要将用眼时间掌控好。

4. 不要看字迹太小或模糊的阅读物，写字不要写的太小　尤其是45岁左右的人，此时因晶状体硬化，弹性减弱，调节力减退，已达到视近时清晰视力的最大限度，即老花眼已逐渐形成。过小的字或正常的距离阅读已困难了，因而遇到的过小的、模糊不清的应放弃阅读，或借助老花镜、放大镜，这样避免疲劳症状的出现。

5. 良好的姿势亦是用眼卫生必要的一环　不要趴在桌子上，歪头看书、写作，不要躺在床上阅读，尽量避免吃饭时、走路时、坐车、坐船颠簸晃荡时阅读，这些不良的习惯都会使眼睛过度疲劳，降低视力的敏锐度。这些都是环境性视疲劳，**是人为的，是可以纠正的，也是可逆的**。

6. 在阳光下应戴带色的防护眼镜　用以滤过紫外线等波长短的光线，保护晶状体及视网膜不被损伤。建议白天户外活动配戴专业防蓝光太阳镜护眼，可有效预防各种眼疾早龄化。

7. 多看绿色植物及物体　由于光束中波长短的紫光被折射在视网膜前，而波长长的红光则聚焦在视网膜后，而只有中间波长的绿色光线能准确地结交于视网膜上，因而绿色植物及其背景对眼大有裨益。

二、采光照明

人的视觉对适宜的光波最为适应。所谓适宜：即光是柔和、舒适、不刺眼的光线，对视觉最有益。但现代社会无处不在的光在给人们生活带来便利的同时，也使得光污染问题日渐突显。尤其是电脑光污染引起的电脑视疲劳综合征，已成为损害人类视功能的第一杀手，已跃居人类第一职业病。

光污染一词最初由天文学家和生物学家提出。它与地下水污染、土壤污染、空气污染一样，普遍存在于人们的日常生活中。已成为人类的第一大污染。严重地损害人们的身心健康和视觉功能。

要预防视疲劳重要的在于改善环境条件，一方面要确实做到用眼卫生，另一方面近距离工作时的照明条件要符合用眼卫生要求。总体要求是：**光线要充足，柔和不刺眼。**

1. 照明的强度　照明强度与视力成正比，但过强的光线适得其反，教室或工作室自然的光线照度：桌面50～100lux，夜间使用人工照明以100～200lux为宜，低于16lux光线偏暗，易诱发视疲劳，（1lux等于1支蜡烛从1m处投射到$1m^2$表面上光的数量或亮度）按石一宁老师著：学校教室的灯光布置：6盏100W白炽灯灯分两行排列，灯与桌面不超过2m，家用40W白炽灯照明，距桌面不超过50cm。近距离工作光线要适中，照明昏暗，近距离工作常以眼靠近目标以增大视网膜像来代偿，易发生视疲劳。

2. 光线照明的分布　光线照明一般分为直接和间接照明。

直接照明：光线很强、很直接，但常出现一侧光暗，另一侧光亮；或工作面宽，中央部亮，周围较暗，眼睛易感疲劳。

间接照明：光线分布倒是均匀一致，使人心理上舒适，但若光线强度不够，或工作物较小，辨认困难易使眼不适而疲劳。因而工作间最好用直接、间接综合照明，使工作物周围亮度不过分低于工作物中心亮度。

直接、间接综合照明，多个灯从不同角度照射，因而明亮舒适。例如手术室的无影灯就是这样的设计，明亮而无阴影。

另外要注意眩光对人眼的干扰。什么是眩光？在视野内有局部的强照射光源，此即眩光。眩光是典型的光污染的一种形式，对视觉影响很大。

根据照射光线的来源将眩光分为 2 类：①直接眩光：直接照射到眼睛的眩光为直接眩光；②间接眩光：光源照射到反光很强的物体上（如照面镜），从这个物体上再反射到眼睛的光线称为间接眩光。

根据眩光对视觉活动的影响又将眩光分为 3 型：①盲性或暗点眩光：强光照射，撤光后出现一时中心暗点或光亮的后像；②眼花眩光：强光在眼媒质中散射，如角膜混浊、晶状体混浊、散射光干扰使物体的对比度下降产生的眩光；③幕样眩光：由于光源中近端紫外线较多，可激发透明晶状体产生荧光，这些荧光如一片光幕遮在眼前。

眩光照射，出现暂时性视力障碍或眼睛不适，将之称为眩光现象。如面对窗户和门的电脑，电脑屏幕上显示网页内容的同时，又出现门窗的影子，看久了即产生眼花缭乱的不适感觉。因而，**电脑在摆放时尽量不要面对门窗，应侧对门窗即可避免眩光的产生**。强光对眼睛能否产生眩光现象，眼的适应状态是重要的因素。暗适应状态（即在暗处或夜晚）即使光线不强，也可产生眩光，但在明适应状态下很少产生眩光。如在阳光下，眼对汽车灯的照射不产生眩光，而在夜间就产生眩光，眼科医生、放射科医生工作时就在暗与明之间的工作间忙碌着，发生视疲劳的几率就高。

3. 照明光线的稳定性　大多数人都有这样的体会，一个起辉器损坏了的灯管，不断地一亮一暗，晃得人直头晕目眩，恶心欲吐，只好中断工作或干脆将灯关掉，这就是由荧光灯发生闪烁跳跃、光源摇摆不定所导致的视疲劳症状。任何光源都有它的频率，频率越高光的稳定性也越强，由于日光灯的电流频率是50Hz，所以日光灯的光线产生一闪一闪的感觉（频闪），而这种一闪一闪的速度正好是每秒钟50来回（也就是100次）在这种灯光下工作时间一长，即感疲劳不适。为了避免这种频闪现象，利用高频电子整流器，将电流频率调整到几千赫兹，甚至几万赫兹，也就是将频闪速度达到每秒钟几千、几万次的时候，人眼的反应已跟不上这种速度，这种高频闪光线是稳定的，将这种灯称为护眼灯。护眼灯单从频闪方面来讲对眼睛是有益的，因此在这种灯光下学习、办公短时间内不会出现视疲劳。

4. 有色的光源照射　人类眼睛长期在进化过程中已适应白色的太阳光线，红、黄光线照射比蓝、绿光线照明更易产生疲劳。

另外工作物与阅读字体大小、背景对比和稳定性，应用阴极射线管做的电器显示屏已在视疲劳篇章中叙述，在此不再赘述。

现今，人们大部分时间都生活在人工环境中，无论白天还是夜晚。因而光污染现象已引起专家学者们的共识、共鸣和关注。我们虽不能掌握自然界光线的分布和强弱。但却能人为地对采光照明的强度、光线的分布、要求以及光线照射时间予以调控的。

三、科学合理而必要的膳食（食疗）及药物辅助疗法（药疗）

要保证视觉器官有健康完美的功能，除了掌握用眼常识、充足的休息外，科学合理适时的营养补充也是不可缺少的一部分。眼球在工作时要消耗相当的能量，眼球不停的转动，眼外肌要做功，看近物要调节，睫状肌要做功，因而蛋白质、葡萄糖、脂肪三大物质及叶黄素、钙、锌及维生素的补充是很有必要的。日常生活中要荤素搭配，不偏食，保证各种营养成分齐全均衡。

肉、鱼、蛋、奶是蛋白质含量丰富的四大物质，含有大量的动物蛋白，而且含有全部必需的氨基酸。各种豆类则含有丰富的植物性蛋白质。

乳类、豆类产品、虾皮、鸡蛋、花生米、大枣、动物骨头含钙量多。

黄豆、杏仁、紫菜、海带、茶叶、奶茶、肝脏含锌量较多。

维生素是人体必需的营养物质，虽然人体对他们需求量较少，但它们在人体物质和能量代谢中起着极为重要的作用。富含维生素的食品：各种新鲜水果、蔬菜，如胡萝卜、西红柿、菠菜、西兰花、肉、鱼、蛋、奶、肝脏。

平时应适当口服一些脂溶性的维生素如：维生素AD，维生素E胶丸。维生素AD胶丸对眼表组织如结膜、角膜及视网膜均有营养作用。维生素E胶丸具有抗氧化作用，能促进病变组织恢复，对治疗眼病有帮助。

维生素C亦作为抗氧化物质，能排除人体内堆积的不正常的氧化物，促进病变组织恢复，如果人体缺乏，眼睛会过早的出现白内障，因而维生素C和维生素E已成为治疗白内障必不可少的辅助药物。杏、猕猴桃，维生素C含量较高。

平时多食鱼类可防止由于年龄增大引起的眼底黄斑病变，黄斑病变引起的视力下降是不可逆的，难以治愈，可致失明，每周应进食1次鱼。

补充叶黄素可以有效防止视疲劳。叶黄素是一种天然存在于蔬果中的类胡萝卜素，是一个很好的抗氧化剂，可以保护细胞免受自由基的伤害。叶黄素存在人体的眼睛、皮肤、血清、脑部及胸等部位，是视网膜、晶状体最重要的营养素。进入眼内的光线：蓝光部分需要叶黄素吸收；光线产生的自由基也可以被叶黄素清除。

吃了富含叶黄素的食物或者叶黄素补充剂之后。血液中的叶黄素浓度会升高，视网膜黄斑的叶黄素含量也会增加，从而减少年龄相关性黄斑退化的机率。人体不能合成叶黄素，所需叶黄素只能从富含叶黄素的食物或补品中摄取。

富含叶黄素的食物有：玉米（天然墨镜）、猕猴桃（维生素 C 之王）、蛋黄；深绿色或黄橙色蔬菜如菠菜、甘蓝、南瓜、辣椒、西红柿；水果如芒果、葡萄、柑橘、桃子等含量丰富。

补肝益肾的食物：核桃、桂圆、花生、大枣、蜂蜜、枸杞及肉鱼奶蛋。

中医讲肝开窍于目。肝在五行中属木，肾属水，肝木需要肾水滋养眼睛才能明亮。从健康的角度讲，平时可口服一些滋补肾水养肝明目的中药制剂，如枸菊地黄丸或明目地黄丸。如何样服用，药盒中均有说明。这些方剂中均含有枸杞、菊花、决明子。

枸杞可滋补肝肾，润肺明目。枸杞所含的胡萝卜素很高，在人体内可转化为维生素 A，维持正常视力。

菊花对治疗眼睛的干涩、疲劳、视力模糊有很好的疗效，中国人自古就知道菊花能养眼护眼，经常用菊花泡茶喝，每天喝1～3杯菊花茶，可消除眼疲劳。喝菊花茶最好单独用水泡，不要另加茶叶。另外用菊花水涂抹眼睛周围皮肤可很快消除眼睛的肿胀。

决明子也是对眼睛很好的一味药材，决明子也称草决明、假绿豆、还瞳子，具有清肝火，祛风湿，益肾明目，润肠通便的功效。可水煎服或泡水喝。

夏枯草亦有清肝火、散郁结的功效。可治目赤肿疼，软坚散结，配以菊花、决明子当茶饮，效果奇佳。尤其对消除醺酒后的结膜充血有特效。

对于经常要面对电脑、电视、手机等辐射性很强的工作人员来说视疲劳症状在所难免，因而还是有必要备一些抗疲劳的药物，如珍珠明目滴眼液、清珍明目滴眼液、萘敏维、七叶洋地黄双苷滴液等滴眼液。在工作前、中、后任意滴一次，以减缓视疲劳的症状及不适。

由于注意力过度集中，眨眼瞬目动作减少，泪液分泌不足，眼表组织缺乏营养，导致干眼症的发生，出现双眼干涩，视雾，磨痛等症状，则需要滴些泪燃，玻璃酸钠，重组牛神经纤维生长因子滴眼液等人工泪液及营养药物。

另外，眼疲劳过度，眼的免疫力降低及眼表组织的屏障功能遭到破坏，或多或少，或轻或重地会出现一些结膜角膜炎症现象，双眼可出现眼红，眼疼，磨涩，流泪，眼黏等表现，这时就应适当的滴抗菌素眼药水。如润舒、氧氟沙星、妥布霉素滴眼。可任用一种，每日滴眼3～6次。

若伴有眼痒，眼黏、眼红不适等症状，这是人体免疫力降低，眼表组织对某一种过敏源（如食物、药物、化妆品、焗油膏、花粉等）过敏所致，需加用抗过敏的药物或激素类眼药水如妥布霉素地塞米松滴眼液，色甘酸钠滴眼液，科恒滴眼液，四环素可的松眼膏等。亦可准备一些非甾体类抗炎眼药水，如普拉洛芬，双氯芬酸钠滴眼液。以上药物家庭多少都要备用少许，供必要时运用。譬如洗澡前滴1次，洗澡后滴1次，与风沙大的天气时，都应预防性的用药，则能大大的减轻症状。但凡打开的眼药水不能超过1个月，超过1个月，则应废弃不用。

总之，减少用眼时间是最有效的护眼方式，眼睛看的少了，症状随之减轻或消失，**所以说视疲劳是一种可人为控制的，可逆转的现代眼病。**

四、加强全身及眼局部功能锻炼

身体素质的好坏和眼功能是否正常有密切关联。加强体格锻炼、增强身体素质既可以减少全身疾病的发生，又可以减少视疲劳的发生发展以及延缓老花眼的形成，已成为不争的事实（在视疲劳章节中已谈及）。因而平日里要加强体育锻炼，如跑步、做操、打球，使身体各个系统各个器官各个组织得到全面、均衡、协调的发展。

另外，多在空气清新，视野开阔的郊外进行活动、远眺，使眼睛得到彻底的放松，功能得到锻炼加强。在加强体格锻炼的同时，眼局部组织功能锻炼也很重要，以下就眼局部已经开展过的保健锻炼作以介绍。

1. 视力保健操　从现代来说，这是一项“古老”而“传统”的眼保健操，已在我国推行了半个多世纪。眼保健操是20世纪六十年代初，由北京医学院教研室刘世铭主任自创的。这套眼保健操，根据中医理论，以手指代替针，进行穴位按摩，通过通络活血、放松调节的手段。达到保健眼睛、预防近视、解除疲劳的目的。

由人民体育出版社出版发行的《眼睛保健操》挂图是由国家教委认可的全国中小学生通用的一套4节眼保健操，挂图的绿色调是眼睛感到很舒适，很适合学校家庭使用。眼保健操共4节，每节次数时间如体操口令一样，4个八拍，每拍1s，适合任何年龄段的人作。每日坚持认真操作，注意卫生，做操前手指面部要清洗干净，手按摩部位要正确，手指压力要适中，双眼闭合，专心致志，必见成效。《眼睛保健操》操作步骤简略，见下图。

近年来围绕着视力保健操到底对预防近视、解除眼疲劳有没有用展开了讨论，出现了明显的“有用”和“没用”两派之争。

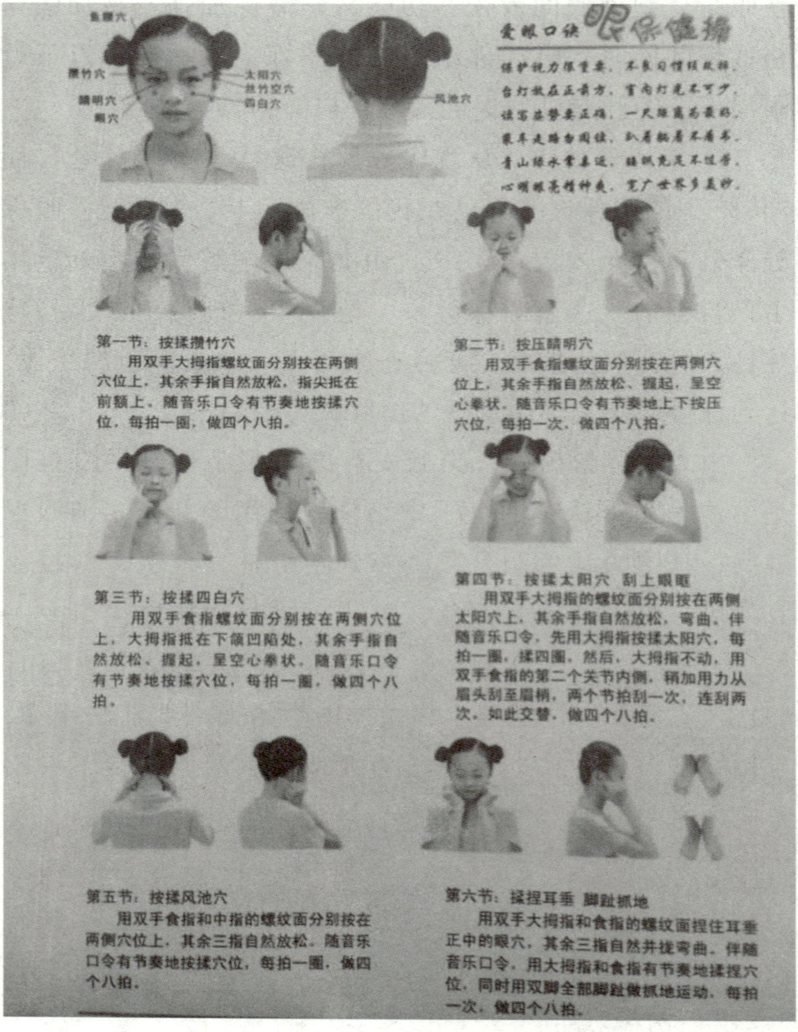
鱼腰穴
攒竹穴
睛明穴
眼穴
太阳穴
丝竹空穴
四白穴
风池穴
爱眼口诀
眼保健操
保护视力很重要，不良习惯损眼睛。
台灯放在正前方，室内灯光不可少。
读写姿势要正确，一尺距离为最好。
乘车走路勿阅读，趴着躺着不看书。
青山绿水常眺望，睡眠充足不过劳。
心明眼亮精神爽，宽广世界多美妙。
第一节：按揉攒竹穴
用双手大拇指螺纹面分别按在两侧穴位上，其余手指自然放松，指尖抵在前额上。随音乐口令有节奏地按揉穴位，每拍一圈，做四个八拍。
第二节：按压睛明穴
用双手食指螺纹面分别按在两侧穴位上，其余手指自然放松、握起，呈空心拳状。随音乐口令有节奏地上下按压穴位，每拍一次，做四个八拍。
第三节：按揉四白穴
用双手食指螺纹面分别按在两侧穴位上，大拇指抵在下颌凹陷处，其余手指自然放松、握起，呈空心拳状。随音乐口令有节奏地按揉穴位，每拍一圈，做四个八拍。
第四节：按揉太阳穴 刮上眼眶
用双手大拇指的螺纹面分别按在两侧太阳穴上，其余手指自然放松，弯曲。伴随音乐口令，先用大拇指按揉太阳穴，每拍一圈，揉四圈。然后，大拇指不动，用双手食指的第二个关节内侧，稍加用力从眉头刮至眉梢，两个节拍刮一次，连刮两次。如此交替，做四个八拍。
第五节：按揉风池穴
用双手食指和中指的螺纹面分别按在两侧穴位上，其余三指自然放松。随音乐口令有节奏地按揉穴位，每拍一圈，做四个八拍。
第六节：揉捏耳垂 脚趾抓地
用双手大拇指和食指的螺纹面捏住耳垂正中的眼穴，其余三指自然并拢弯曲。伴随音乐口令，用大拇指和食指有节奏地揉捏穴位，同时用双脚全部脚趾做抓地运动，每拍一次，做四个八拍。

眼保健操

“有用”派之说：眼保健操通过增强局部血液循环的方式，来放松局部痉挛，解除视疲劳，防治近视，对眼睛的益处显而易见，但为什么效果不稳定呢？其中有很大的原因是没有认真去做，取穴位不准确，敷衍了事，流于形式。做眼保健操虽不能预防近视的发展，但它却真的可以解除视疲劳。闭目休息，按揉穴位，轮刮眼眶，是解除视疲劳最有效、最直接的方法。很多人做后明显感到眼疲劳症状减轻，眼部舒服。

“没用”一派之说：眼保健操毫无科学依据，残害中国青少年半个多世纪，全世界仅中国人做保健操，按压毫无作用的穴位，中国青少年近视率升至世界第二，达3.6亿人，做眼保健操无法改善视力，不做眼保健操的美国，近视率却只有25%，许多学生用脏手按摩导致红眼病、结膜炎、角膜炎、角膜溃疡等眼表疾病屡屡发生，另外有的学生不剪指甲，做操时指甲将角膜结膜损伤的病例屡见不鲜。

双方各执一词，难作定论。

作者认为：做视力保健操要手法正确，动作规范，取穴准确，坚持不懈，最少对缓解视疲劳的眼部症状还是有效果的。

2\. *多维视觉训练*　这是杭州市科技局、教育局、卫生局联合进行的一项学生健康运动项目。是利用近年来国际上在近视防控领域最新的理念和方法，结合我国国情，创立的一项全新视觉训练法。原本是预防近视，但因在运动中，眼内、外肌功能都能得到了锻炼，因而对视疲劳及老花眼尚有明显效果。先了解一下其理论依据：

什么是视觉：视觉是由脑、视、光等三维因素所构成的一种人体基本能力。

脑：即中枢神经系统。

视：即眼睛看物体的能力。

光：即自然界的光线。

其中大脑是第一要素。眼的看远看近，其实是脑神经自然调节与适应能力的表现，就像体育运动一样，人的视觉功能也需要训练。

所谓多维视觉训练，是吸取了人的心理学、健康教育学、行为学、眼科学等多学科的原理，从肌体整体角度出发，将心理调节、趣味游戏及独特的眼保健操融合在一起，在学校、家庭、游戏、走路、休息时都可进行，使人在轻松愉快的训练中不知不觉地保护了视力，长期坚持，终身受益。

训练方法，简单易行。

（1）单眼遮盖法　用手先将左眼遮盖，右眼在放松的状态下，看向远方，再看稍近的一个点，再用手将右眼遮盖，以同样的方法进行训练。其训练方法的理论依据：双眼视物时需要集合，而禽、鸟之类的动物，看物时却不需要集合。利用这种原理，模拟鸡看物体时的状态将双眼注视时集合状态转变为鸡看物体时的状态，（单眼视物不存在集合）。不用集合，从而在很大程度上，减

少了眼部的调节。就避免了近视及视疲劳的发生机率

（2）眼动头不动　平视前方，头保持不动，眼球从左至右或从右至左进行横“8”字转动，尽量转到最大范围，可以默数20～30来回。

（3）头动眼不动　眼睛盯着前面，保持不动，然后将头部从左至右或从右至左转动，可数100次。

（4）远近交替法　将铅笔或其他物体据眼前15cm，作为近点，以5m以外或更远的视标为远点，然后按先远后近的方式交替注视远近两点，每点持续看1～3min，看近时要尽量放松。

3. 转眼珠　赵之心先生写的《从头练到脚》一书中将转眼珠作了描述。

（1）坐在椅子上，身体挺直，抬高食指与眼平行。

（2）保持头不动，让手指上下左右缓慢移动，目光始终追随移动的手指，多重复几次，亦可绕圈画圆运动，转动眼球就是让眼球作运动，是一种缓解疲劳的有效方法，就像我们身体保持一种姿势时间长了需要伸腿弯腰以缓解肌肉的疲劳和僵硬一样，转动眼球可以使眼球处于一种放松的状态，对于保护视力有一定的作用。

4. 眨眼运动　每日清晨在全身肌肉运动的同时，也眨闭眼睛100下，这样既缓解了晨僵又能加速眼睑及眼部组织的血液循环，更重要的是通过眨眼睁眼这样的开闭活动，挤压眼球，润滑角膜，使眼压下降，保护视功能，预防视疲劳、青光眼。

5. 翻白眼健眼操　前两年网络上流传一套新型的健眼操，实际上是各个方位象限转动眼球的方法，即眼球向左上、左下，正上、正下，右上、右下等方向转动和闭眼睁眼顺时针、逆时针转动眼球等一整套动作，做起来还真有点翻白眼的意思，让人真还联想到娱乐圈翻白眼王龚琳娜当年的《忐忑》歌曲，那首歌就被誉为“第一首翻白眼王歌”。

人的眼球连接部分肌肉，而支配这些肌肉的神经则与大脑相连。在大脑的支配下，靠转动眼球练习能提高眼外肌的力量，增加眼球的灵活度，适度缓解眼疲劳，确实能起到眼部保健作用。

第四节　眼肌运动操

一天，和同事一块儿锻炼时聊天，我问道：人为什么每天光活动躯体肌、骨骼肌？眼肌亦属于您身体肌肉的一部分，为什么不活动不锻炼呢？

朋友答道：不是不活动、不锻炼眼肌，而是真不知道怎么运动怎么锻炼？

一语切中要害，对我触动很大。

眼科医生又多了一份责任。

眼科医生的呼吁：锻炼锻炼我们的眼肌、运动运动我们的眼球吧

眼肌，也需要锻炼。

要想视功能好，眼肌锻炼不能少

在大力开展全民健身运动的今天，眼肌运动亦不可忽视哟。

眼肌运动操只是把眼科临床上眼肌常规的检查予以归类、总结，并将既往的各种类型的眼保健操加以解析、提炼，取其精华，规范动作，上升理论高度予以阐述，仅此而已。

一、理论依据

在视觉过程中，眼球运动起着重要的作用，它既可

使保持静止的或运动的外界物体的像经瞳孔落在黄斑中心，使成像清晰，又可以扩大视野范围。并通过眼球转动来维持人体运动的准确姿势。

眼球的任何运动，都必须在大脑调节中枢控制之下，两眼协同作用，需要多个肌肉共同参与，非常协调地完成。

眼球运动通过 3 对眼外肌来完成，可同时向同一方向转动，亦可异向运动（即集合散开），一个眼球不能单独活动。眼外肌力量不平衡，两眼就不能同时注视一个目标，视轴呈分离状态——斜视。

人体内有 3 类肌肉，根据其结构和功能的不同，分为心肌、平滑肌、骨骼肌。其中心肌主要分布在心脏、主管心脏的跳动。平滑肌分布在胃肠、血管、膀胱、子宫、眼睛等部位，是受植物神经支配的，同时也由精神、情绪，心理、环境多方面因素调节控制的，不受意志支配，称为不随意肌。也就是说没有任何人能指挥的了心脏跳动的快慢，血管的舒缩程度，胃肠的蠕动强弱。而骨骼肌则受人的意志支配，称为随意肌。

人常说：生命在于运动，实际上，运动是随意的躯体骨骼肌，而不随意的心脏肌及胃肠、血管平滑肌是无法锻炼的。但通过随意的躯体骨骼肌的运动，来带动心肌、平滑肌，使其心率加快，血管扩张，血流加速，胃肠平滑肌蠕动增强。这样，心肌、平滑肌功能得到加强。再如，要让因情绪紧张产生的快心率慢下来，通过呼吸节律来反馈性的减慢心率（一呼一吸心率4次的频率）。呼吸的快慢可以受意志支配，而作为呼吸肌（胸大肌及腹肌属骨骼肌），是随意肌，受人的意志支配。也就是说，通过随意肌（骨骼肌）锻炼带动不随意肌（心肌、平滑肌）的运动，使其功能得到加强。

眼肌分为眼外肌和眼内肌，眼外肌即4条直肌、2条斜肌，眼内肌即睫状肌、瞳孔括约肌、开大肌。其中眼外肌属于骨骼肌，受人的意志支配（随意肌），可以随心所欲地上下左右转动和旋转眼球、集合、开散眼轴，即双眼同向运动，双眼异向运动。而眼内肌，属于平滑肌，不受意志支配，主要起调节作用，缩瞳作用；就像没有任何一个人能指挥心脏跳动的快慢那样而指挥得了瞳孔的大小。而这些肌肉却在视觉调节上起着具举轻重的作用。**眼肌既然是全身肌肉的一部分，理应和全身肌肉一样得到运动和锻炼；同是肌肉，也不可避免地受身体衰弱、疲劳、疾病的影响出现眼肌疲劳，功能下降**。那么如何样像锻炼全身骨骼肌一样的锻炼眼肌呢？眼外肌运动受意志支配，自不必说。而眼内肌如何样锻炼呢？受骨骼肌运动牵动心肌、平滑机运动的启发，即通过受意志支配的眼外肌运动来牵动不受意志支配的眼内肌的活动而达到眼内肌的锻炼。具体地说：虽然司调节功能的睫状肌不能人为地受到支配，但可以通过受意志支配的双眼内直肌产生集合反馈性的增加调节以使睫状肌功能得以舒缩，眼内肌得到锻炼。

基于以上这些基础理论，将眼保健操、三维视觉训练、转眼珠等运动项目揉和在一起，加以分析，总结，取其精华，规范动作，再结合有关眼肌方面的基础知识，推出眼肌运动操，全面、系统、完整地介绍其动作要领，通过眼肌功能的锻炼来达到视觉功能的健康，像每天锻炼全身肢体预防疾病一样，来达到眼的保健。从而减少视疲劳及老花眼、近视、白内障、青光眼的发生。持之以恒，坚持不懈，必有成效。

二、了解一下眼球的几何学位置

1. 眼球旋转中心　在角膜顶点后 13.5mm，在该点上可设有相互垂直的 3 个假想轴，眼球的一切旋转均在此轴上。该点相对固定不变，近视眼因眼轴较长，其旋转中心稍后一些，约 14.5mm。

2. 眼球旋转轴　在眼球旋转中心上可设有相互垂直的 3 个假想轴。眼球多在这 3 个轴上运动。

以 Fick 氏轴为例

（1）水平轴（*X* 轴）　以角膜为标志，可上转、下转眼球。以上、下直肌及上、下斜肌在此轴发挥功能。

（2）垂直轴（*Z* 轴）　以角膜为标志，内转、外转眼球。内、外直肌多在此轴上舒缩运动。

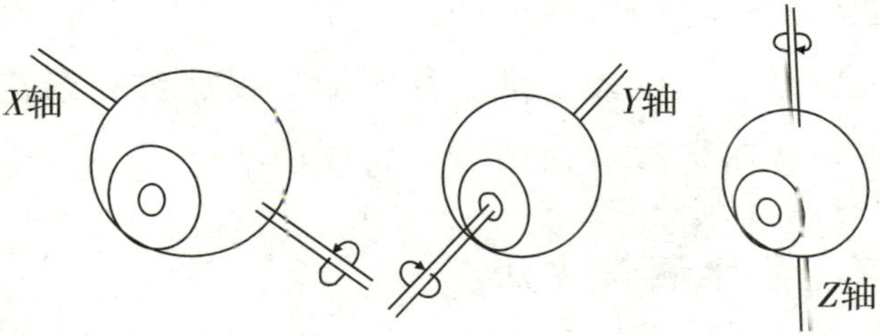

Fick 氏轴

(3) 前后轴（Y 轴）　以角膜钟点位 12 点为准，内、外旋。上下斜肌多在此轴上发挥功能，上斜肌使眼球内旋，下斜肌使眼球外旋。

3. 眼位

(1) 第一眼位又称原在位，双眼注视正前方的位置。

(2) 第二眼位双眼向上、向下、向左、向右时的眼位。

(3) 第三眼位为分析麻痹性斜视受累肌的眼位，称为诊断学眼位。

三、目的

(1) 有意识、有目的的运转眼球，增加眼外肌力量，提高眼球转动的灵活性。

(2) 加强睫状肌肌力以提高眼的调节力。

(3) 增强内、外直肌力量，以提高眼的集合力量及协调性。

(4) 增强瞳孔括约肌及开大肌的功能。

（5）增加眼的血液循环。

（6）减轻、延缓、推后甚至治疗视疲劳和老花眼。

（7）预防近视、白内障、青光眼。

四、具体运动方法

1. 眼外肌运动　眼外肌运动多为双眼同向运动，可受意志支配，为随意运动。

运动方法包括：

（1）左右水平运动　采取坐位，站姿都行，但应昂首挺胸，目视前方，眼动头不动，运动事尽可能向双颞侧方向注视，做 4 个八拍。1、3、5、7 向左，2、4、6、8，向右；或者 1、3、5、7 向右，2、4、6、8 向左。

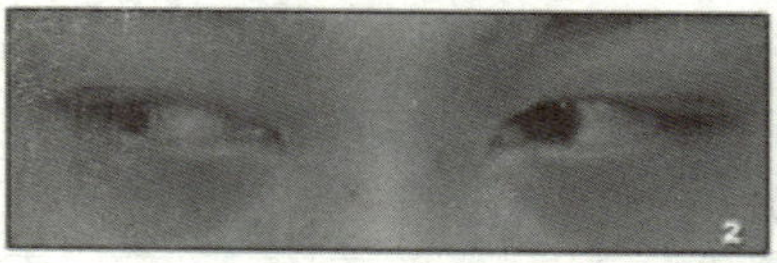

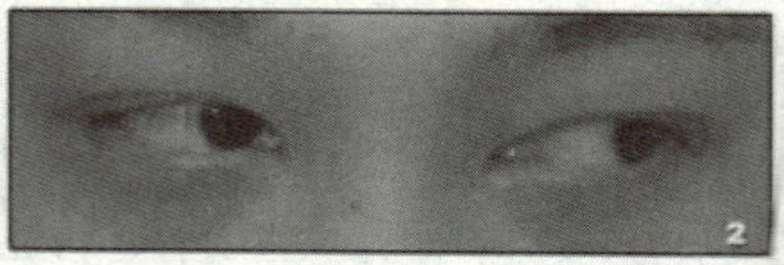

理论根据及解析：眼球水平运动在眼科诊断方面，属于第二诊断眼位，眼球沿着假想的垂直轴做内、外转运动。向左运动时左眼外直肌及右眼内直肌收缩，同时伴有左眼内直肌及右眼外直肌松弛；对左眼来说是外转，对右眼而言却是内转。而右转时右眼外直肌及左眼内直肌收缩，伴有右眼内直肌及左眼外直肌松弛。对左眼来说是内转，对右眼而言却是外转。这是眼神经交互支配

定律：眼外肌在接受神经冲动收缩的同时拮抗肌也收到神经冲动产生松弛。这样一缩一舒，使肌肉功能得以加强。最少是内直肌功能加强，为眼的集合功能储备了力量。

（2）上下垂直运动　姿势、方法同上：但应尽力向上、下方注视。

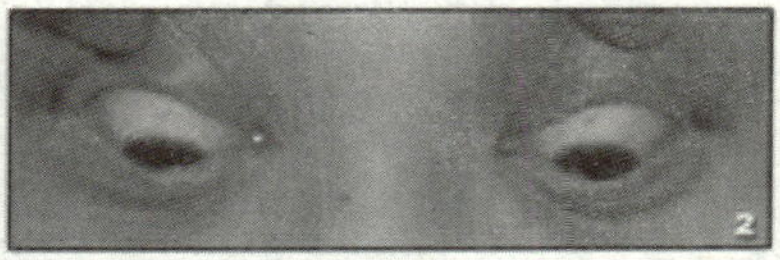

4 个八拍，1，3，5，7 极力向上；2，4，6，8 极力向下。

理论根据及解析及解析：向上下方注视时，双眼沿着眼的水平轴（*X* 轴）做上转、下转运动。双眼的上转肌肉（双眼上直肌及双眼下斜肌）收缩；而其拮抗肌（双眼下直肌及双眼上斜肌）得以松弛。当向下方注视时，双眼下直肌及双眼上斜肌收缩，而双眼上直肌及双眼下斜肌松弛。这属于眼的第二诊断眼位，8 条肌肉就得以锻炼。

（3）斜向运动　即向左眼的颞上方及右眼的颞下方运动，做完后再转向右眼的颞上方及左眼的颞下方运动。各做 4 个八拍。眼动头不动，极力向颞上、下方注视。

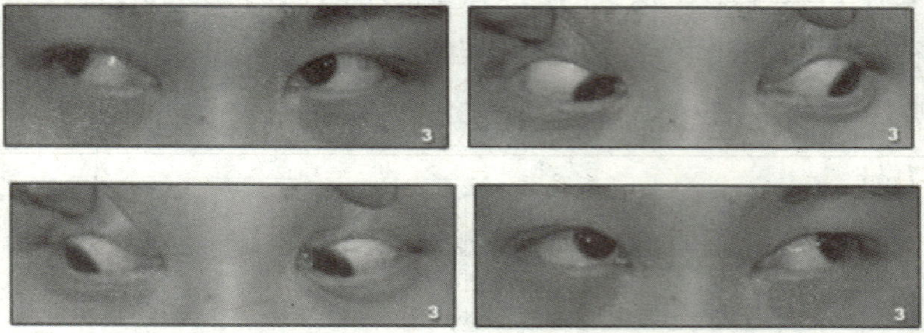

理论根据及解析：这属于眼科学的第三眼位，在这个眼位上，眼球可沿着垂直、水平、前后 3 个假想轴做复合运动。当眼球转向左上方时，此时左眼的上直肌及右眼的下斜肌收缩，与其相应的拮抗肌（左下直肌、右上斜肌）松弛；当向右下方运动时，右眼下直肌及左上斜肌收缩；向右上方注视时，右上直肌及左下斜肌收缩；向左下方注视时，左下直及右上斜收缩，与其相应的拮抗肌均松弛。这样通过肌肉的斜向运动，肌肉的功能均得到加强。

以上活动可以单项做 4 个八拍，也可以按照水平、垂直、斜向各个象限轮换着各做 1 个八拍，也可以循环多次的做。

（4）环绕（旋转）运动　可与上述运动连接，亦可单独分开做，自成一体。

方法如下：

1）眼球沿前后轴向各个方向做旋转运动，可分为顺时针；逆时针转。

2）可做4个八拍。

3）睁眼、闭眼均可。

理论根据及解析：这种环绕运动是眼球沿着前后轴、水平轴连续不断、均匀的将所有直肌及斜肌有机的融合、贯穿起来，是各个眼外肌的舒缩功能进一步加强，使眼球的转动灵活，血流加快。其虽然不能直接加强调节及集合功能。但却是所有眼外肌泛泛活动的基础。

（5）眼外肌运动的注意事项

1）平心静气，神情专注。

2）清晨，傍晚，工作间隙，或疲劳之后都可做。

3）不限于室内外，站立或坐位，但要求清净、安宁的环境。

4）可配合望远，视力保健操交替或轮换进行。

（6）眼球运动操的禁忌

1）中等度以上的近视。

2）各种眼底出血及玻璃体积血。

3）各种眼外伤。

4）各种内外眼手术后。

5）各种内外眼的炎症治疗期。

6）眼前有闪光感，黑影飘动感。

2. 眼内肌运动　**正是此组肌肉与眼的调节最为密切、最为抽像，最需要锻炼而又最最不好锻炼的一组肌肉。**

眼内肌运动为双眼异向运动。即双眼转动是反方向的，向内均向内，向外均向外，也称集合开散运动。

眼内肌肉包括睫状肌、瞳孔括约肌、瞳孔开大肌。都属于平滑肌类（不随意肌）。睫状肌和瞳孔括约肌受副交感神经支配，而瞳孔开大肌受交感神经支配。

眼内肌功能：

睫状肌：起调节作用，拉紧或放松晶状体悬韧带。

瞳孔括约肌：兴奋时瞳孔缩小。

瞳孔开大肌：兴奋时瞳孔开大。

睫状肌功能的强弱，直接影响到调节。老花眼调节功能减退，及调节性视疲劳，除了晶状体弹性减退外，睫状肌肌力减退也是很重要的原因；身体虚弱，全身疲劳时，睫状肌功能亦下降。

眼内肌属于平滑肌，不受意志支配，因而无法像支配眼外肌旋转眼球一样随心所欲地支配睫状肌运动以增加调节。支配瞳孔肌肉以使瞳孔缩小开大。因而锻炼这样的肌肉实属不易，但借助视近反射的三联动来现象促进眼内肌运动，便能够达到眼内肌功能的增强。

（1）目光远近注视法　目光注视远方（5m 以外），逐渐移近看自己的鼻尖，坚持 3～5s。然后再向远方注视，停 3～5s，再向鼻尖注视，反复 10～30 次。可在空旷的野外，或公园，亦可在家进行练习。

集合开散运动截图。

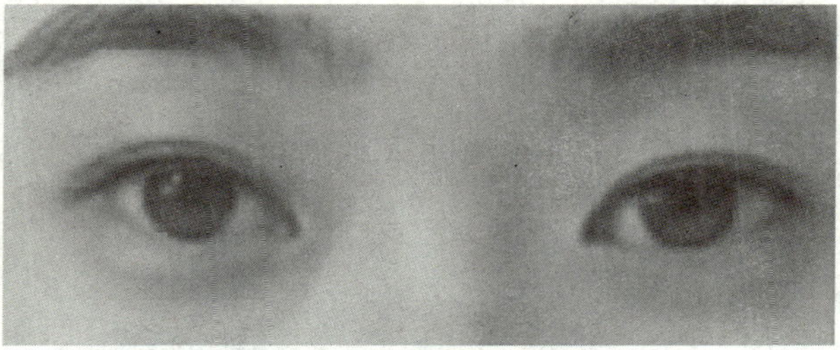

看远开散效果图

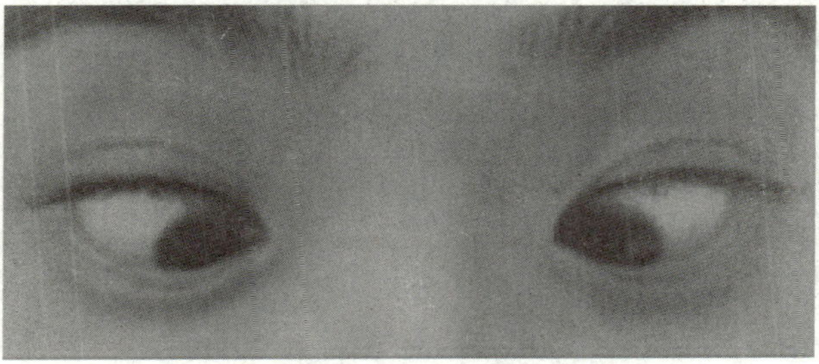

看近集合辅辏效果图

还可做以下练习；

（2）远近视力表练习法　家中准备好远、近视力表。一般选择国际标准视力表，无近视力表的可用书本代替，将远用视力表挂在室内，要求如下：

1）距离：5m。

2）高度：视力表1.0（5.0）一行的高度与1.65m高度人的视线等高。

3）有灯箱的用灯箱灯照明，无灯箱的用自然光线，但要明亮、自然、柔和、舒适。

方法如下：

1）将近视力表（或书本）放置眼前15～30cm处，先看清近视力表1.0行处的视标（或看清书本的字），约15s。

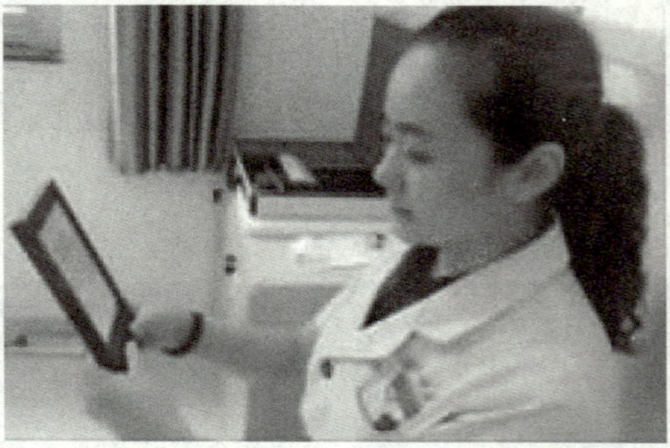

近视力表训练法

2）抬头看5m外的远用视力表，约10～15s。

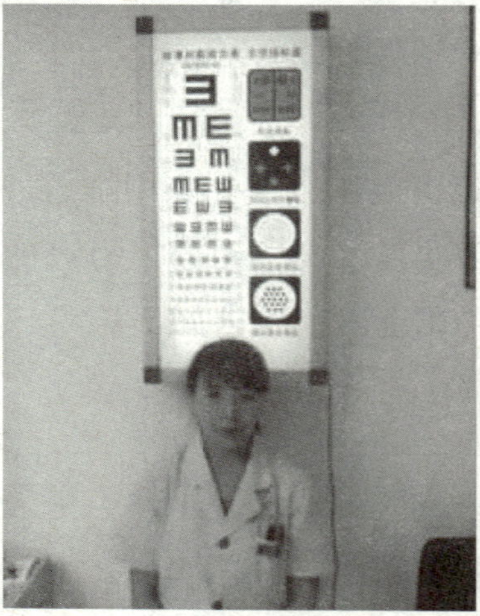

远视力表训练法

（不用遮眼双眼同时看）

3）重复（1）、（2）动作 4～8 次。

（3）食指尖移动练习　伸出你的左或右手食指，上臂伸直，位于双眼正中间，注视数秒，然后逐渐向前移动食指至你的眼前，双眼盯着看，直至复视出现停下，注视数秒，这一个来回算 1 次，每天做 10～30 次 。

（4）意念集散训练　平卧、端坐或站立；闭眼；意念中目光注视远方。

吸气：缓慢的，意念中目光由远而近 、由外到内注视，尽最大可能地吸气，亦尽最大可能地将目光前移，内移。屏气数秒。然后慢慢呼气，意念中目光由近到远，由内到外呈扇形视野分布注视，尽可能向远方，向外方，屏气数秒。再进行下一呼吸运动，如此反复 10～30 次。每天训练 1～2 回。

理论依据及解析：

这实际上是眼的“远点”及“近点”的一种训练方法。

在前面“调节”及“集合”章节中，我们已讨论过了远、近点的有关概念。

远点：包括集合远点及调节远点。是眼能清晰地看到远距离物体的所在的位置。此时眼处于休息状态，即睫状肌及内直肌完全处于放松状态。远点的距离是无限远的。

近点：包括集合近点及调节近点。是眼处于最大调节和集合时所能看清物体所在的位置。此时睫状肌及内直肌的收缩力最强。近点越近，说明这两种肌肉的收缩力越强，晶状体的弹性越好。年轻人的眼内肌力量较强，近点就近。随年龄增加，近点逐渐变远。除了晶状体弹力下降外，很大一部分原因就是因为此 2 种肌肉的收缩力下降导致，因此，凡能增加这 2 种肌肉功能的运动，都有益于近点的维持。

看近时，除了调节、集合外，还伴有瞳孔缩小，将这称为视近三联动。三者彼此联系，互相影响。利用这一原理，从加强集合入手，由集合带动调节及瞳孔缩小。以而达到眼内肌的锻炼。

以上几项集合开散运动都是利用这种原理进行眼内肌活动。

双眼由远到近注视，双眼内直肌收缩，形成集合；集合的同时，牵动睫状肌收缩，产生调节；瞳孔括约肌兴奋、使瞳孔缩小。向远方注视、双眼外直肌收缩；内直肌舒张，眼轴散开，睫状肌及瞳孔括约肌亦跟着松弛。

通过这样不断地由意志支配的眼外肌（随意肌）运动牵动不受意志支配的眼内肌（不随意肌）舒缩锻炼，使眼内肌功能得到加强。视疲劳得以遏制或消除，老花眼也得以延缓或减轻。

3. 眼内肌锻炼要求及注意事项

（1）安神定志，注意力集中。

（2）可在任何时候都能锻炼。

（3）尽量在安静卫生环境场所锻炼，办公室、公园里、家庭客厅，站、坐、卧都行。

（4）呼吸运动配合。呼气时意念中目光一次尽量向外伸展；另外一次意念目光尽量向外侧（如两耳）拉，形成扇形意念。循环往复多次才有效果。

（5）长期坚持训练，从年轻人练起必能减轻视疲劳症状，延迟老花眼的形成。

五、眼眶周围组织按摩法（或按摩眼睑眼眶轮匝肌运动）

1. 小圈转动按摩法

（1）坐位或站位，安静，闭目。

（2）用双手食指中指并拢，分别沿左右眼眶周围移动按摩，左手顺时针，右手逆时针，转4圈后分别再向相反方向转4圈。

（3）重复上述动作1～4次。

2. 单手大圈转动按摩法

（1）坐位或站位，安静，闭目。

（2）用并拢的左手食指中指稍加弯曲的沿双眼睑眼眶周围皮肤顺时针移动按摩5～10圈后，再向相反方向转按摩5～10圈。

（3）按摩下睑到鼻梁时应轻抬手指，一划而过。

（4）再换右手，顺逆方向各转圈按摩5～10圈。

这样，左右手均协调地、平衡地予以按摩眼睑眼眶周围皮肤及皮下组织，使其得以匀称的刺激。

3. 双手“8”字形 转动按摩法

（1）同前。

（2）左食指中指并拢，“8”字形按摩眼睑眼眶周围皮肤及皮下组织，顺逆各5圈。

（3）右手重复（2）动作。

此套动作不分顺时逆时针转，右眼逆时针转到左眼变为顺时针，左眼逆时针转到右眼便为顺时针。

4. 适应证

（1）各种睑，眶轮匝肌痉挛效果最佳。

（2）缓解由各种原因导致的视疲劳，调节痉挛症状。

（3）加速局部血液循环，促进房水循环，减少青光眼的生成机率。

（4）起保健按摩、美容作用，减少眼袋、眼睑松弛、各种皮肤斑、睑黄疣的生成。

5. 注意点

（1）轻重适宜不宜过重，过重则有痛感，过轻则不起作用，以在皮肤表面顺利滑动为宜。

（2）小圈基本上1s/圈，大圈可以2s/圈。

（3）左右手都应操作，用力轻重、次数相等。

（4）每次转圈，上至眉毛，下至眼眶下缘。

有人说：眼球一天到晚，只要睁着眼，就不停的东瞅西看，左转右动，根本就不需要眼肌锻炼。

事实是：人从一起床，就东奔西走，里出外转，前后左右，弯屈伸展，那也不需要全身骨骼肌的锻炼了？

附：①有关盲的一些常识。

②眼科正常测量值。

附 1

有关盲的一些常识

几种主要致盲眼病的防治

（一）白内障

是致盲主要原因，估计目前全世界有 2.5 千万人因此而失明。我国目前盲人中约有半数是由白内障引起的，估计我国积存的急需手术治疗的白内障盲人有 300 多万。我国每年新增白内障盲人约为 40 万人，随着人口增加和老龄化，这一数字还会增加。因此白内障盲是防盲治盲最优先考虑的眼病。一般认为白内障不能被预防，但通过手术可将大多数盲人恢复到接近正常的视力。

每年每百万人群中所做的白内障手术数称为白内障手术率（Cataract Surgical Rate，CSR），是一个表示不同地区眼保健水平的测量指标。目前各国之间 CSR 差别很大，美国为 5500 以上，非洲为 200，我国约为 500。在发展中国家，白内障手术的效率很低。即使有白内障手术的设施，但经济和文化方面的障碍使得一些白内障盲人不能接受手术。

在白内障手术治疗中，应当强调：①使患者获得改善视力和提高生活质量作为成功标准；②向患者提供可负担的和可接近的服务，特别在缺医少药的人群中；③采取措施增加现有白内障手术设施的利用率。所采用的策略包括协调工作、培训人员和加强管理、监察和评价服务质量。

对于白内障盲的防治，应做到“大量、高质、低价”，即每年完成的白内障手术例数要多，只有这样才能尽快地解决我国白内障盲积存的问题；白内障手术的质量要高，只有这样才能使白内障盲恢复视力；白内障手术的费用应适当降低，使大多数白内障盲患者能够接受治疗。

（二）青光眼

虽然“视觉2020”行动还没有将青光眼列入防治重点，但青光眼是我国主要致盲原因之一，也是全世界致盲的第二位原因，而且青光眼引起的视功能损伤是不可逆的，后果极为严重，因此预防青光眼盲十分重要。一般地说，青光眼的发生是不能预防的，但只要早期发现、合理治疗，绝大多数患者可终生保持有用的视功能。在人群中筛查青光眼患者是早期发现青光眼切实可行的重要手段。进一步普及青光眼的知识有可能使患者及早就诊。对于确诊的青光眼患者应当合理治疗，定期随诊。应当积极开展青光眼的病因、诊断和治疗方面的研究，特别是视神经保护的研究，将有助于青光眼盲的防治。

（三）角膜病

各种角膜病引起的角膜混浊也是我国致盲的主要原因，其中以感染所致的角膜炎症为多见。因此积极预防和治疗细菌性、病毒性、霉菌性等角膜炎是减少角膜病致盲的重要手段。

角膜移植术是治疗角膜病致盲的有效手段。虽然我国许多地区设有眼库，为角膜移植患者提供了一定量的供体，但角膜供体来源仍有很大限制。应当加强宣传，争取社会各界支持，鼓励更多的人去世后捐献眼角膜，使更多的角膜病盲人得到复明机会。

加强角膜病的防治研究也是减少因角膜病致盲的重要措施。特别要对单疱病毒性角膜炎的免疫研究、角膜移植术后免疫排斥反应的控制、角膜移植术供体角膜材料的保存、角膜内皮细胞保护、人工角膜的研制、角膜干细胞等方面进行深入研究。

（四）沙眼

是世界上缺少住房、水和卫生设施较差的社会经济不发达地区的常见病，目前主要在非洲、东地中海、东南亚和西太平洋地区等49个国家流行。它是世界上最常见的可预防的致盲原因，估计现有560万人因此而失明或视力损伤，有1.46亿例活动性沙眼需要治疗。沙眼曾是我国致盲的最主要原因。经半个世纪的努力，我国沙眼的患病率和严重程度明显下降。但在农村和边远地区，沙眼仍是严重的致盲眼病。1987 年全国视力残疾调查表明，沙眼致盲占盲人总数的 10.87%。

对于沙眼防治，“视觉 2020”行动已制定“SAFE“（Surgery, Antibiotic, Facial Cleanliness, and Environmental Improvement，即手术，抗生素，清洁脸部和改善环境）的防治策略，我们应当积极应用。可以预料，通过实施 SAFE 防治策略，有可能到 2020 年根治作为致盲的眼病沙眼。

（五）儿童盲（children blindness）

也是“视觉 2020”行动提出的防治重点。主要由维生素 A 缺乏、麻疹、新生儿结膜炎、先天性或遗传性眼病和未成熟儿视网膜病变引起。不同国家儿童盲的原因有所不同。由于考虑到儿童失明后持续的年数长，而且失明对发育有所影响，因此儿童盲被认为是优先考虑的领域。估计全世界有儿童盲 150 万人，其中 100 万生活在亚洲，30 万在非洲。每年约有 50 万儿童成为盲人，其中 60% 在儿童期就已死亡。“视觉 2020”行动对防治儿童盲采取以下策略：①在初级卫生保健项目中加强初级眼病保健项目，以便消灭可预防的致病原因；②进行手术等治疗服务，有效地处理“可治疗的”眼病；③建立光学和低视力服务设施。

在我国儿童盲主要是由先天/遗传性眼病所致。应当加强宣传，注意孕期保健，避免近亲结婚，开展遗传咨询，提倡优生优育，能有效地减少这类眼病发生。同时在一些地区也应注意维生素A缺乏和早产儿视网膜病变的防治。此外儿童眼外伤时有发生，应做好宣传，教育儿童不随意燃发鞭炮、乱投石块、玩耍锐利器具。

（六）屈光不正和低视力

向屈光不正者提供矫正眼镜和解决低视力矫正问题也已包括在“视觉2020”行动中。WHO估计目前有3500万人需要低视力保健服务。当人口老龄化时，这一数字将会迅速增加。“视觉2020”行动将通过初级保健服务、学校中视力普查和提供低价格的眼镜，努力向大多数人提供能负担得起的屈光服务和矫正眼镜，以及提供低视力服务。

我国是近视眼的高发地区。根据1998年在北京顺义区以人群为基础的调查显示，15岁男、女儿童近视眼的患病率分别达37.6%和55.0%，并有随年龄增加而增加的趋势。2000年在该区进行的屈光不正随诊研究表明，5~15岁儿童中近视眼的发病率为7.9%。而且由于配镜设施、经济和对近视眼的认识等因素，相当一部分应当配戴眼镜的儿童不能及时配戴眼镜。对此应当进一步加强对屈光不正防治研究，培训足够的验光人员，普及验光配镜设施，使屈光不正的患者得到及时恰当的屈光矫正。

（七）糖尿病性视网膜病变

糖尿病是全球性严重的公共卫生问题。糖尿病会并发糖尿病性视网膜病变、新生血管青光眼，导致严重的视觉损伤，甚至完全丧失。糖尿病性视网膜病变是慢性的，对个人、家庭和社会有相当大的影响。在过去的20年中，糖尿病的并发症如糖尿病性视网膜病变已经急剧增加。糖尿病及糖尿病性视网膜病变的发生与生活方式有关。合理控制和早期治疗糖尿病对于控制糖尿病性视网膜病变是有效的。改变生活方式，进行恰当的干预可能会改变糖尿病性视网膜病变的预后。但是，目前接受这种治疗的情况并不乐观，所以防治糖尿病性视网膜病变将是公共卫生领域的重要课题。

（八）盲和低视力的康复

一些眼病患者虽经积极治疗，仍处于盲和低视力状态。对于这些患者并不意味着已经毫无希望，应当采取康复措施，目的是尽可能地使这些患者能像正常人一样的生活。眼科医生的责任不仅在于诊断、治疗和预防那些致盲眼病，而且应当关注那些处于盲和低视力状态患者的康复。

应当尽快地帮助盲人适应生活。盲人适应生活的能力可因盲发生的年龄、患者的性格、受教育程度、经济状况及其他因素而有很大的差别。老年盲人可能会较平静地接受盲的事实，而对青壮年来说，盲的状态常会对他们的职业和社会生活造成巨大冲击。出生时就失明的人或视力是逐渐而不是突然丧失的人会相对平静地接受盲的事实。

不同类型的盲人会有不同的需要，因此盲人的康复应根据具体情况采取个体化实施。老年盲人可能最需要适应家庭生活方面的训练，而年轻的盲人则需要适应社会生活、教育、工作等比较全面的训练，包括盲文方面的训练。

对于仍有部分视力的盲人和低视力患者来说，应当采用光学助视器和非光学助视器来改进他们的视觉活动能力，使他们利用残余视力工作和学习，以便获得较高的生活质量。

目前使用的助视器有远用和近用2种。常用的远用助视器为放大2.5倍的Galileo式望远镜，以看清远方景物。这种助视器不适合行走时配戴。近用的助视器有：

（1）手持放大镜　是一种凸透镜，可使视网膜成像增大。

（2）眼镜式助视器，主要用于阅读，其优点是视野大，携带方便，使用时不需手来扶持，价格较低。

（3）立式放大镜　将凸透镜固定于支架上，透镜与阅读物之间的距离固定，可以减少透镜周边部的畸变。

（4）双合透镜放大镜　由一组消球面差正透镜组成，固定于眼镜架上，有多种放大倍数，可根据需要选用。

其优点是近距离工作时不需用手扶持助视器，但焦距短，照明的要求高。

（5）近用望远镜　在望远镜上加阅读帽而制成。其优点是阅读距离较一般眼镜式助视器远，便于写字或操作。缺点是视野小。

（6）电子助视器，即闭路电视，包括摄像机、电视接受器、光源、监视器等，对阅读物有放大作用。其优点是放大倍数高视野大，可以调节对比度和亮度，体位不受限制、无需外部照明，更适用于视力损伤严重、视野严重缩小和旁中心注视者，但价格较贵，携带不便。

非光学助视器包括大号字的印刷品、改善照明、阅读用的支架等，也有助于患者改善视觉活动能力。许多低视力患者常诉说对比度差和眩光。戴用浅灰色的滤光镜可减少光的强度，戴用琥珀色或黄色的滤光镜片有助于改善对比敏感度。

现代科学技术的进步会对盲人带来方便。声纳眼镜、障碍感应发生器、激光手杖、字声机、触觉助视器等虽然不能给盲人获得正常人那样的影像，但明显提高了他们的生活质量。人工视觉研究的进展有可能使盲人重建视觉。

盲人的教育和就业也是一个很重要的问题。我国主要通过民政部门和残疾人联合会开展工作，很多地方设立了盲童学校，进行文化和专业技术培训。国家对吸收盲人的单位给予优惠政策，有助于全社会都来关心盲人，使他们能像普通人一样幸福的生活。

附2

眼科正常测量值

（以下数据不仅仅是眼科医师需要知道的）

（一）解剖生理部分

1. 眼球　前后径24mm，垂直径23mm，水平径23.5mm。

（1）眼内轴长（角膜内面至视网膜内面）22.12mm，容积6.5ml，重量7g。

（2）突出度12～14mm，两眼相差不超过2mm。

（3）泪膜　厚度7μm，总量7.4μl，更新速度12%～16%/min，pH6.5～7.6。

（4）渗透压　296～308mOsm/L。

（5）角膜　横径11.5～12mm，垂直径10.5～11mm。

（6）厚度　中央部0.5～0.55mm，周边部1mm。

（7）曲率半径　前面7.8mm，后面6.8mm。

（8）屈光力　前面+48.83D，后面-5.88D，总屈光力+43D。

（9）屈光指数　1.337mm^2。

（10）内皮细胞数　2899 ± ≤410/mm^2。

（11）角膜缘　宽 1.5 ~ 2mm。

（12）巩膜　厚度 眼外肌附着处 0.3mm，赤道部 0.4 ~ 0.6mm，视神经周围 1.0mm。

（13）瞳孔　直径 2.5 ~ 4mm（两眼差 < 0.25mm）。瞳距 男 60.9mm，女 58.3mm。

（14）睫状体　宽度约 6 ~ 7mm。

（15）脉络膜　平均厚度约 0.25mm，脉络膜上腔间隙 10 ~ 35μm。

2. 视网膜

（1）视盘　直径 1.5 × 1.75mm。

（2）黄斑　直径 2mm，中心凹位于视乳头颞侧缘 3mm，视盘中心水平线下 0.8mm。

（3）视网膜动静脉直径比例 动脉：静脉 = 2∶3。

（4）视网膜中央动脉 收缩压 60 ~ 75mmHg，舒张压 36 ~ 45mmHg。

（5）视神经　全长 40mm（眼内段 1，框内段 25 ~ 30，管内段 6 ~ 10，颅内段 10）

3. 前房

中央深度 2.3 ~ 3mm。

（1）房水　容积 0.15 ~ 0.3ml，前房 0.2ml，后房 0.06ml。

（2）比重　1.006，pH7.5 ~ 7.6。

（3）屈光指数 1.3336～1.336。

（4）生成速率（2～3）μl/min。

（5）流出易度 0.22～0.28μl/（min·mmHg）。

（6）氧分压 55mmHg，二氧化碳分压 40～60mmHg。

4. 晶状体

直径 9mm，厚度 4mm，体积 0.2ml。

（1）曲率半径　前面 10mm，后面 6mm。

（2）屈光指数 1.437。

（3）屈光力　前 +7D，后面 +11.66D，总屈光力 +19D。

5. 玻璃体

容积 4.5ml，屈光指数 1.336。

6. 睑裂　平视时高 8mm，上睑遮盖角膜 1～2mm，长 26～30mm。

（1）内眦间距 30～35mm，平均 34mm。

（2）外眦间距 88～92mm，平均 90mm

（3）睑板中央部宽度 上睑 6～9mm，下睑 5mm。

（4）睫毛 上睑 100～150 根，下睑 50～ 75 根，平视时倾斜度分别为 110°～130°、100°～120°，寿命 3～5 个月，拔除后 1 周生长约 2mm，10 周可达正常长度。

7. 结膜　结膜囊深度（睑缘至穹窿部深处）上方 20mm，下方 10mm；穹窿结膜与角膜缘距离上下方均为 8～10mm，颞侧 14mm，鼻侧 7mm。

8. 泪器

（1）泪点　直径0.2～0.3mm，距内眦6～6.5mm。

（2）泪小管　直径0.5～0.8mm，垂直部1～2mm，水平部8mm，直径可扩张3倍。

（3）泪囊　长10mm，宽3mm，上1/3位于内眦韧带以上

（4）鼻泪管　全长18mm，下口位于下鼻甲前端之后16mm。

（5）泪囊窝　长17.86mm，宽8.01mm。

（6）泪腺　眶部20mm×11mm×5mm，重0.75g；睑部15mm×7mm×3mm，重0.2g。

9. 泪液　正常清醒状态下，每分钟分泌0.9～2.2ml，每眼泪液量7～12ml。比重1.008，pH 7.35，屈光指数1，336，渗透压295～309mOms/L，平均305 mOms/L

10. 眼眶　深40～50mm，容积25～28ml。

11. 视神经孔　直径4～6mm，视神经管长4～9mm

（二）有关的其他数据

1. 眼外肌肌腱宽度　内直肌10.3mm，外直肌9.2mm，上直肌10.8mm，下斜肌9.8mm，上斜肌9.4mm，下斜肌9.4mm。

2. 直肌止点距角膜　内直肌5.5mm，下直肌6.5mm，外直肌6.9mm，上直肌7.7mm。

3. 锯齿缘距角膜缘 7~8mm。

4. 赤道部距角膜缘 14.5mm。

5. 黄斑部距下斜肌最短距离（下斜肌止端鼻侧缘内上）2.2mm，距赤道 18~22mm 涡静脉 4~6 条，距角膜缘 14~25mm。

（三）检查部分

1. 视功能检查

（1）视野　用直径为 3mm 的白色视标，检查周边视野。

（2）正常　颞侧 90°，鼻侧 60°，上方 55°，下方 70°。用蓝、红、绿色视标检查，周边视野依次递减 10°左右。

（3）立体视觉　立体视敏度 <60 弧秒（1°=60×60″角秒）。

（4）对比敏感度　函数曲线呈倒“U”型，也称为山型或钟型。

2. 泪液检查　泪膜破裂时间 10~45s；<10s 为泪膜不稳定。

Schirmei 试验（10~15）mm/5min；<10 mm/5min 为低分泌，<5 mm/5min 为干眼。

3. 眼压和青光眼的有关数据

（1）平均值　10~21mmHg；病理值 >21 mmHg。双眼差异不应大于 5 mmHg。24h 波动范围不应大于 8 mmHg。

（2）房水流畅系数（C）正常值 0.19～0.65μl（min·mmHg）病理值≤0.12μl（min·mmHg）

（3）房水流量（F）正常值 1.84±0.05μl/min，>4.5μl/min 为分泌过高

（4）压畅比（P/C）正常值≤100，病理值≥120。

（5）巩膜硬度（E）正常值 0.0215。

（6）C/D 比值　正常≤0.3，两眼相差≤0.2；C/D 比值≥0.6 为异常。

（7）饮水试验　饮水前后相差 正常值≤5 mmHg 病理值≥8 mmHg。

（8）暗室试验　试验前后眼压相差 正常值≤5 mmHg 病理值≥8 mmHg。

（9）暗室加俯卧试验　试验前后眼压相差 正常值≤5 mmHg病理值≥8 mmHg。

4. 眼底荧光血管造影　臂－脉络膜循环时间平均 8.4s，臂－视网膜循环时间平均 7～12s。

参考文献

[1] 李凤鸣. 眼科学. 人民卫生出版社，1997

[2] 赵堪兴，杨培增. 眼科学. 8版. 人民卫生出版社，2013

[3] 石一宁. 防治近视三岁抓起. 西安交通大学出版社，2011

[4] 湖南医学院. 生理学. 人民卫生出版社，1978

[5] “视觉也需要训练”知识与健康. 健康报，2007

[6] 眼保健操被指没用，真的吗?. 健康报，2012

[7] 中山医学院. 眼科学. 人民卫生出版社，1980